향기로운 꽃집

두 그림의 다른 부분 5곳을 찾아 동그라미 해보세요.

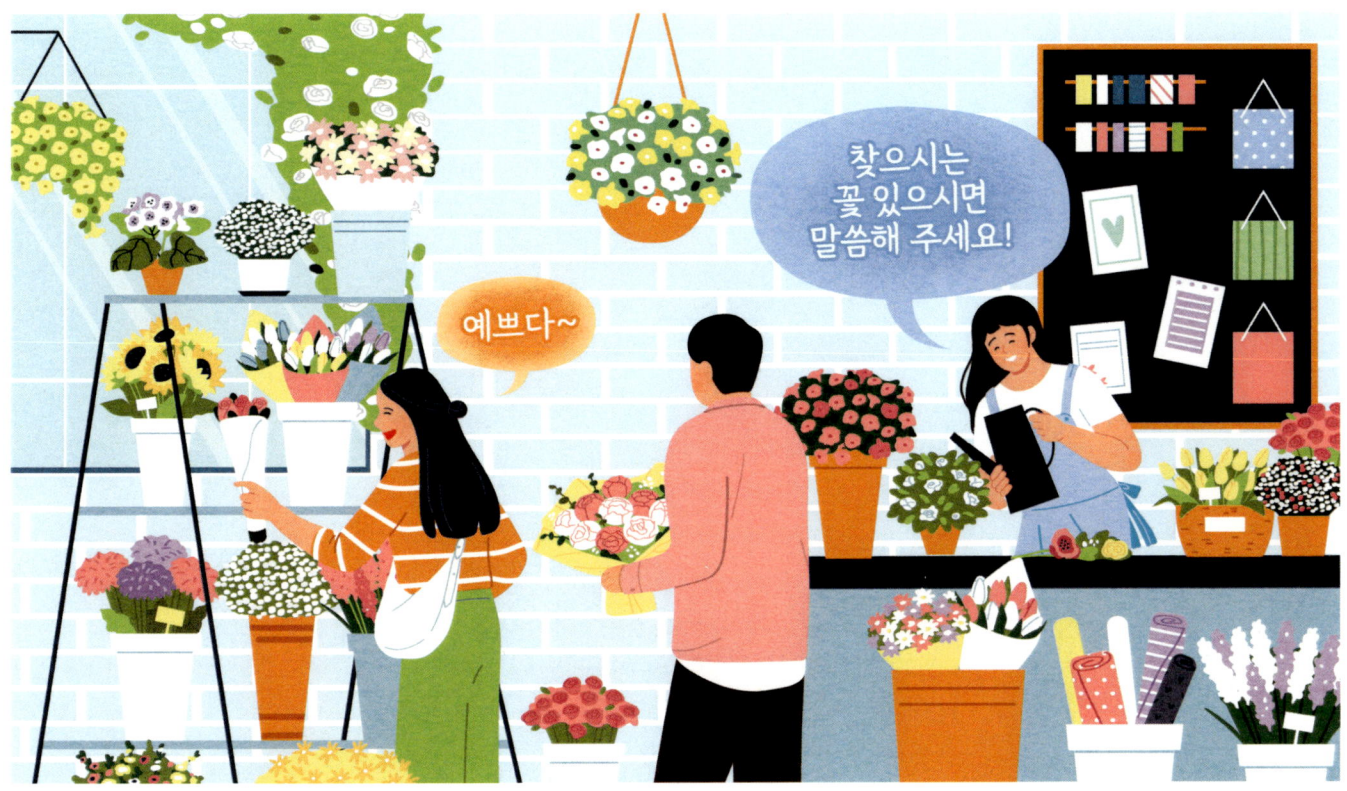

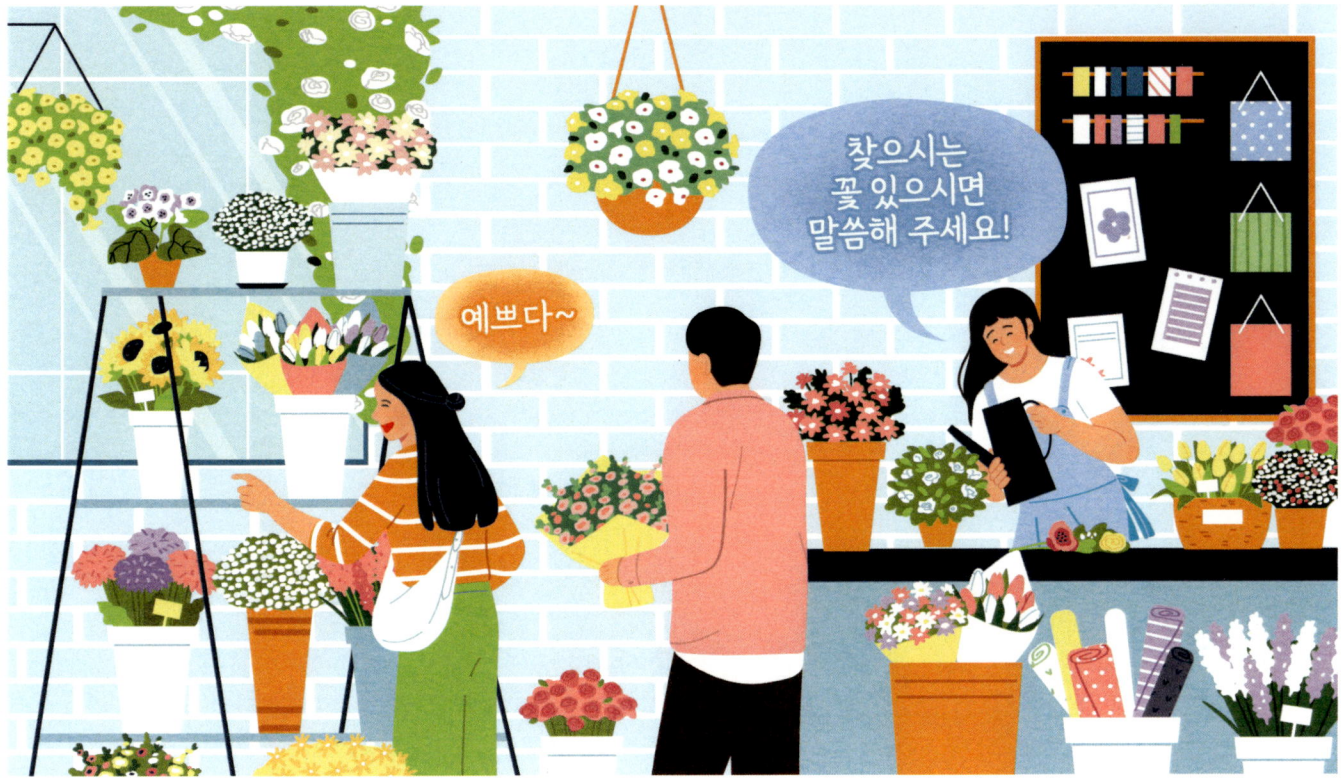

소 쟁기질

두 그림의 다른 부분 5곳을 찾아 동그라미 해보세요.

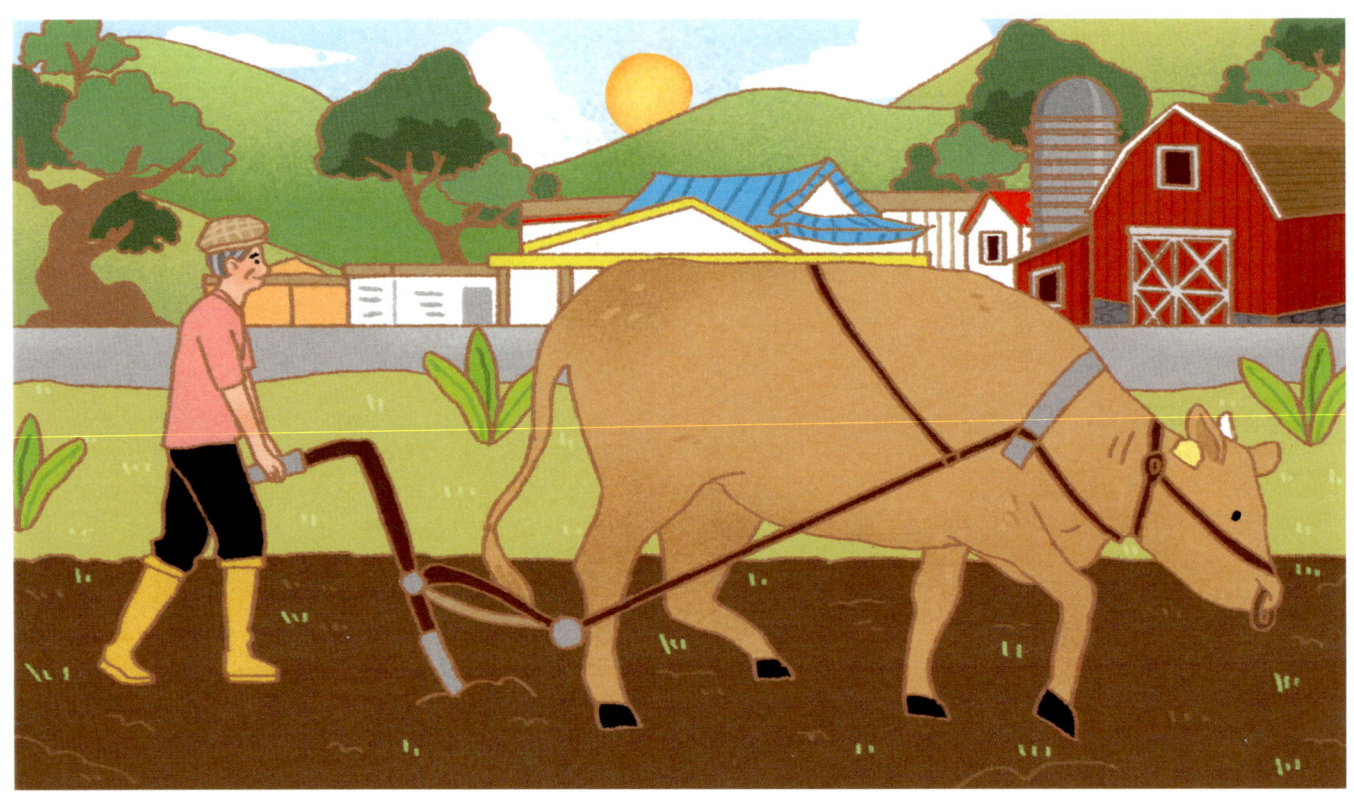

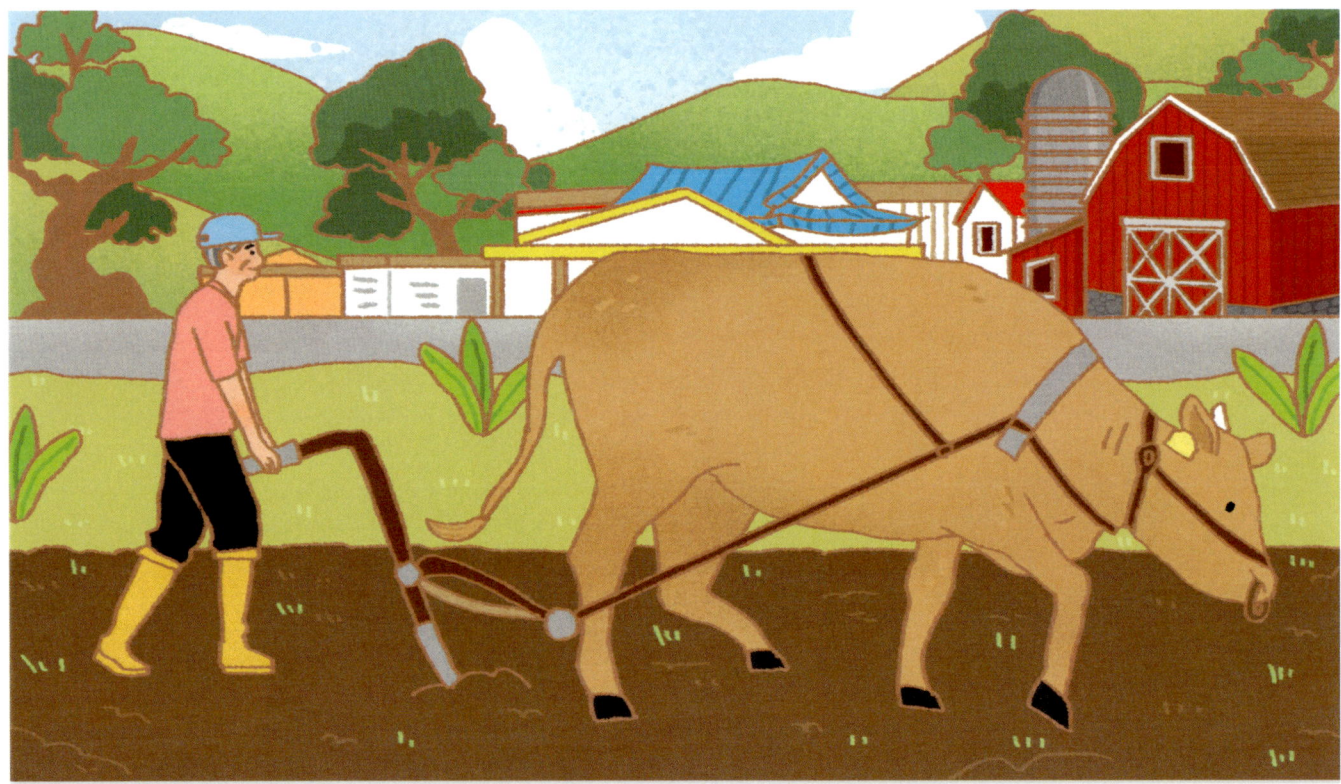

장마철

두 그림의 다른 부분 5곳을 찾아 동그라미 해보세요.

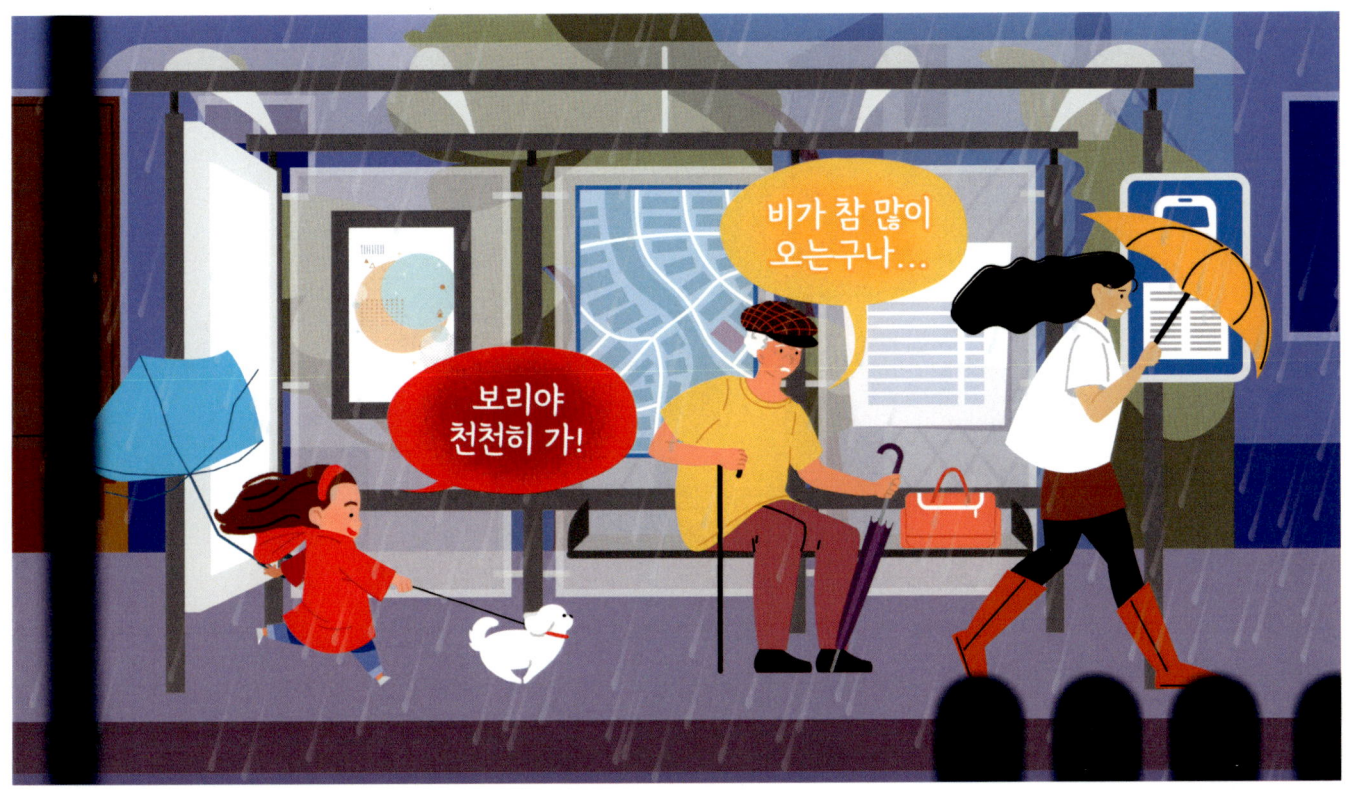

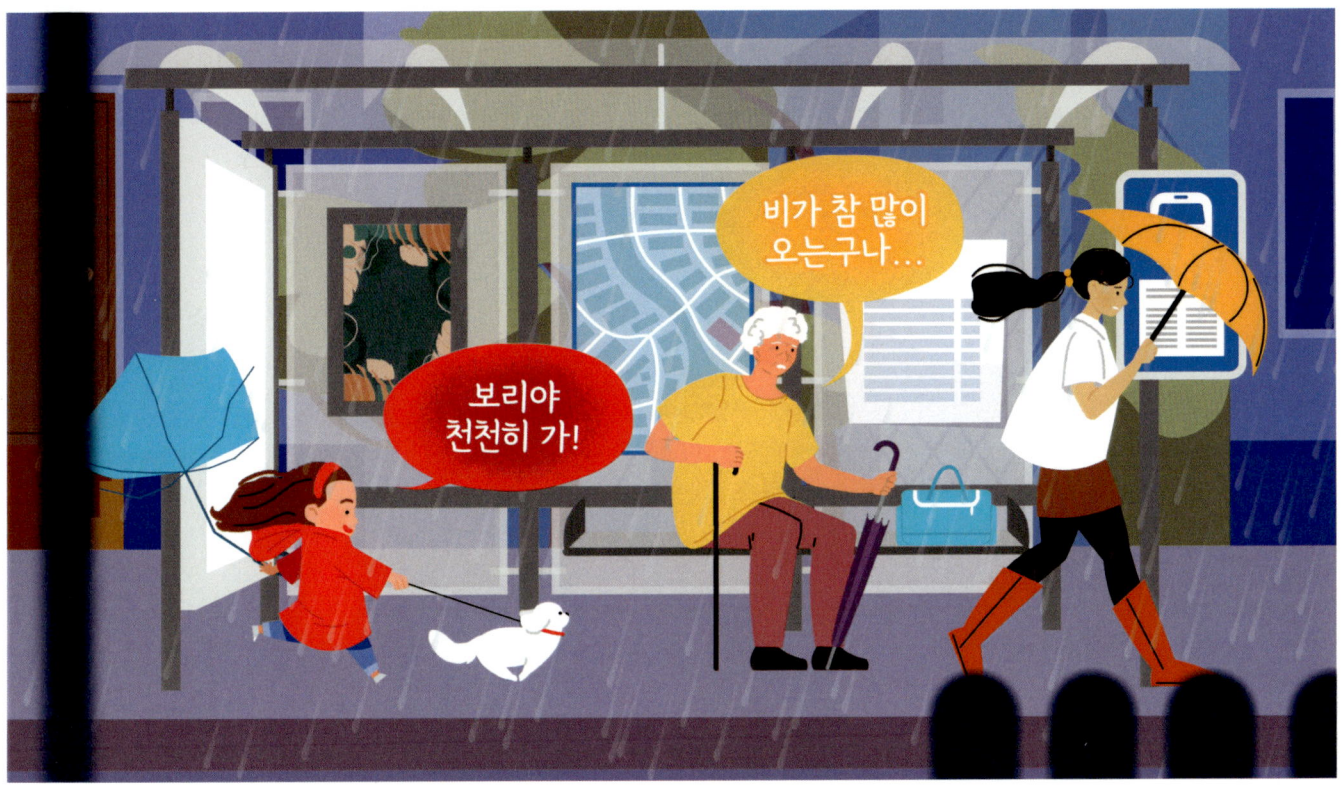

신나는 노래방

두 그림의 다른 부분 5곳을 찾아 동그라미 해보세요.

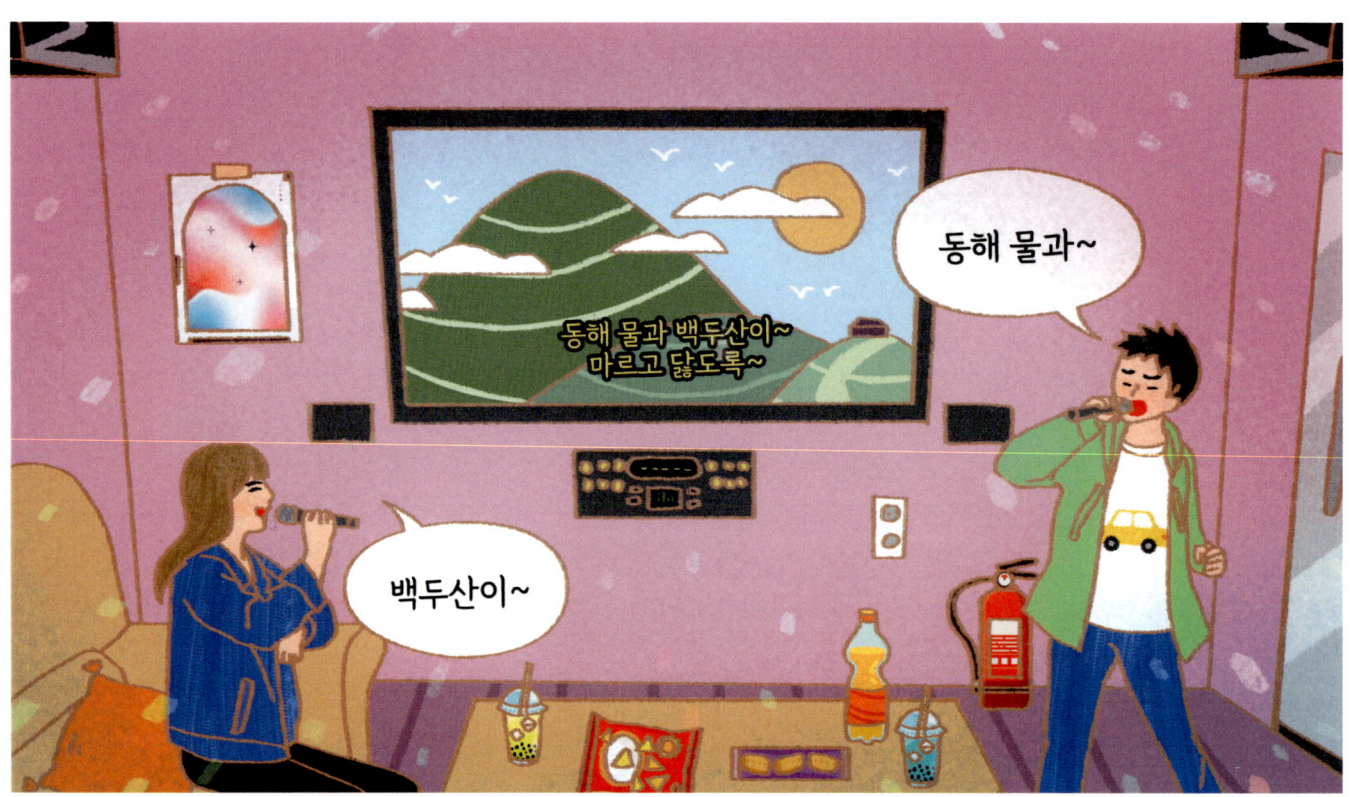

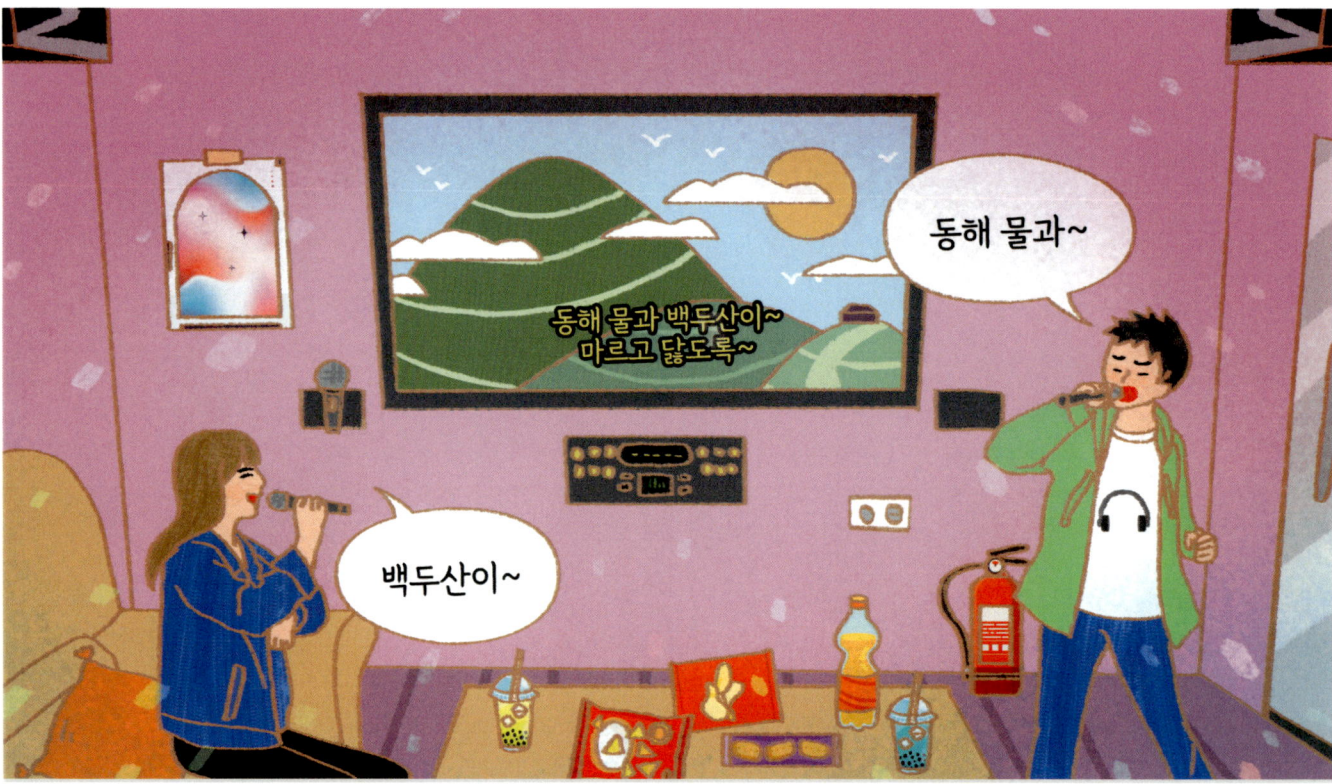

바비큐 파티

두 그림의 다른 부분 5곳을 찾아 동그라미 해보세요.

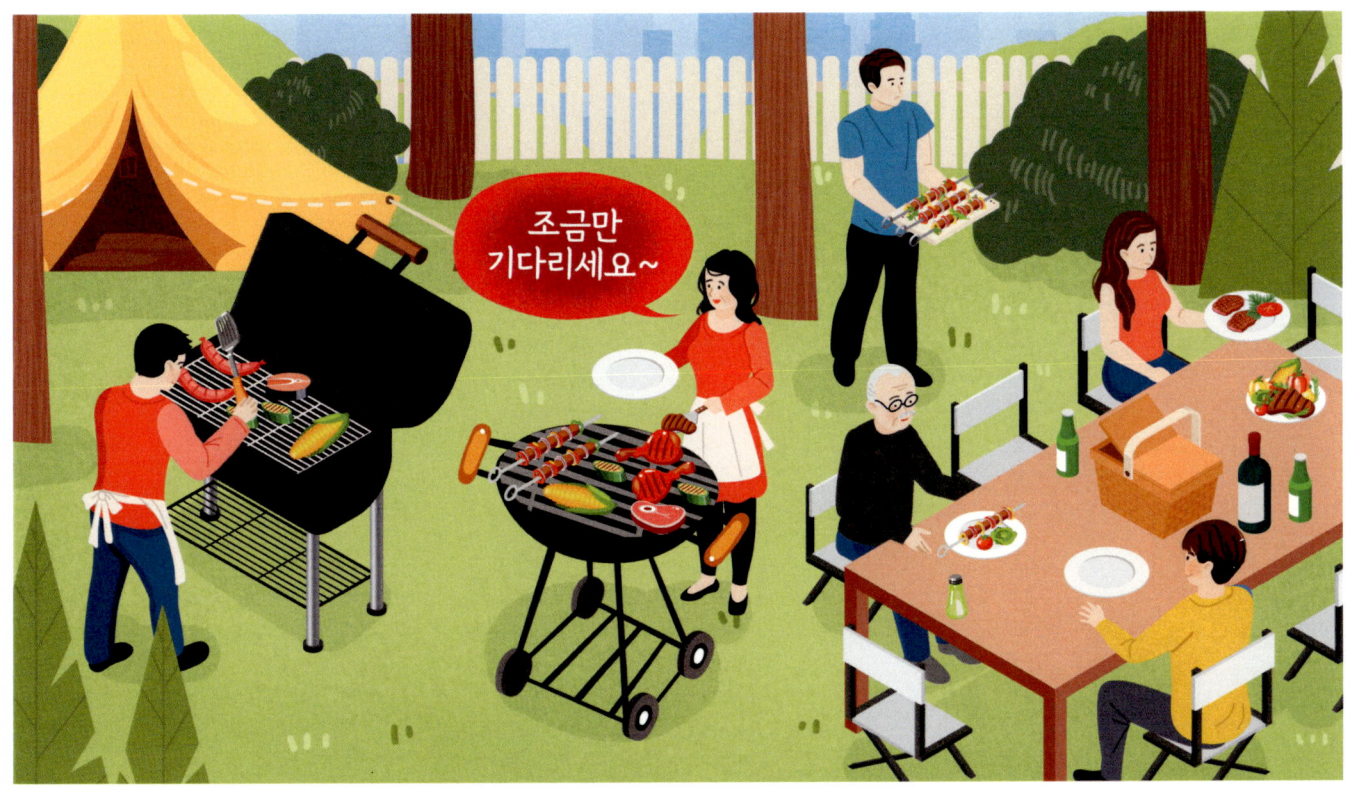

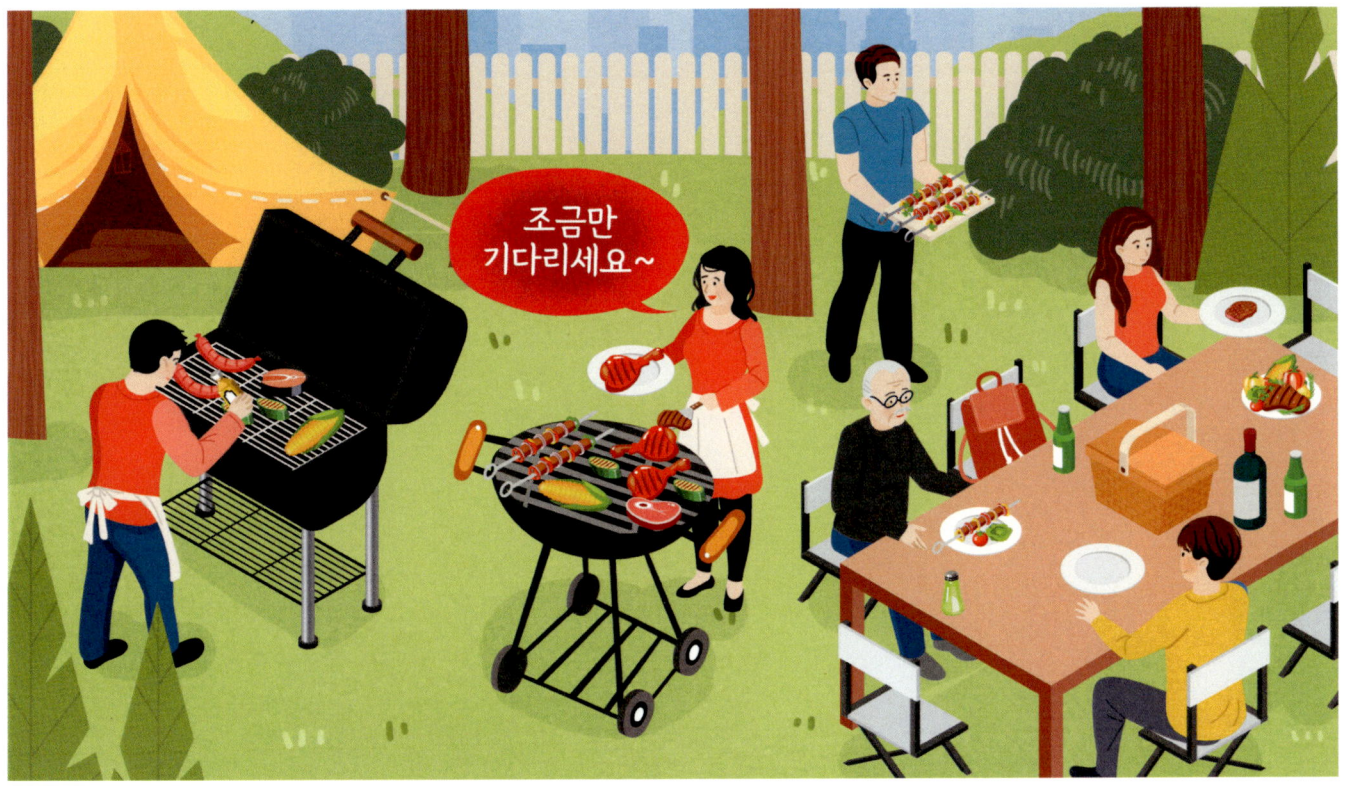

제주도 해녀

두 그림의 다른 부분 5곳을 찾아 동그라미 해보세요.

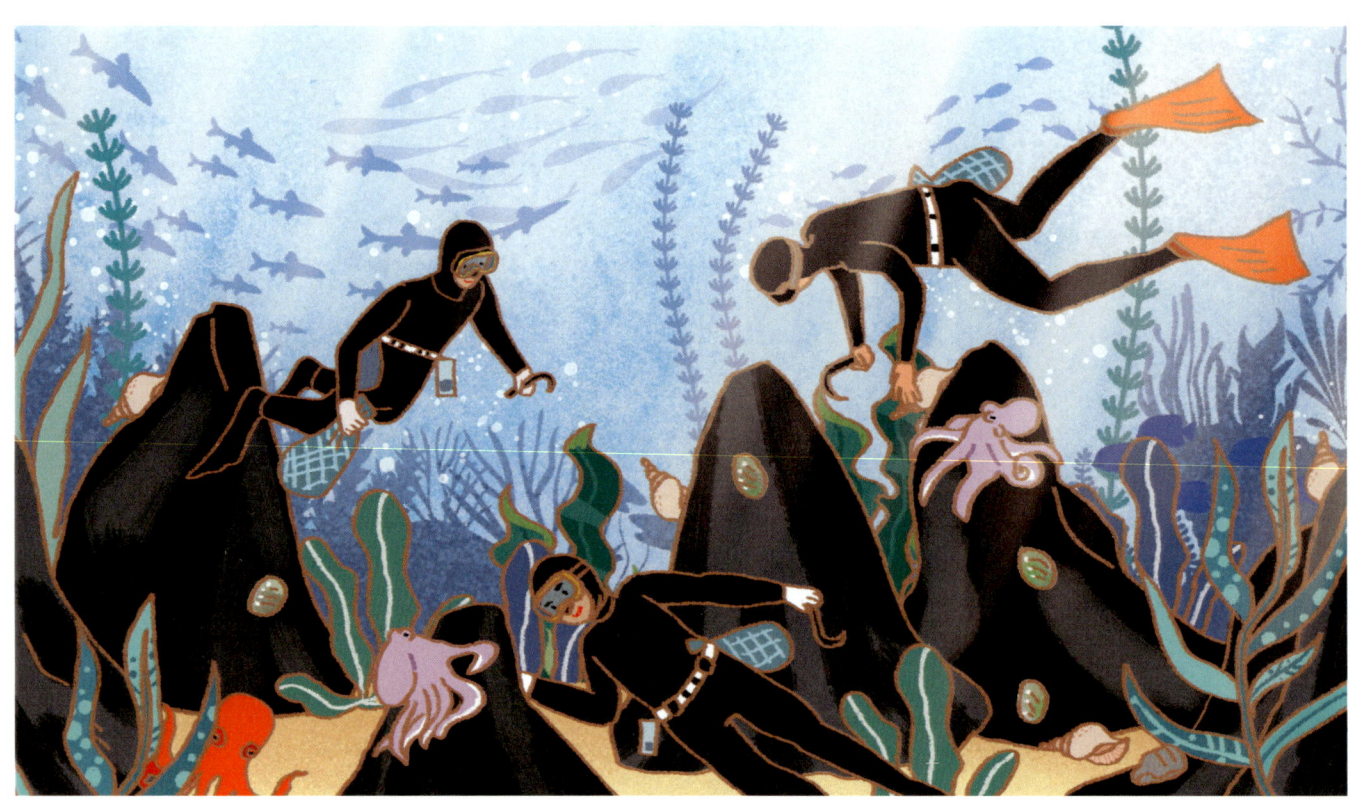

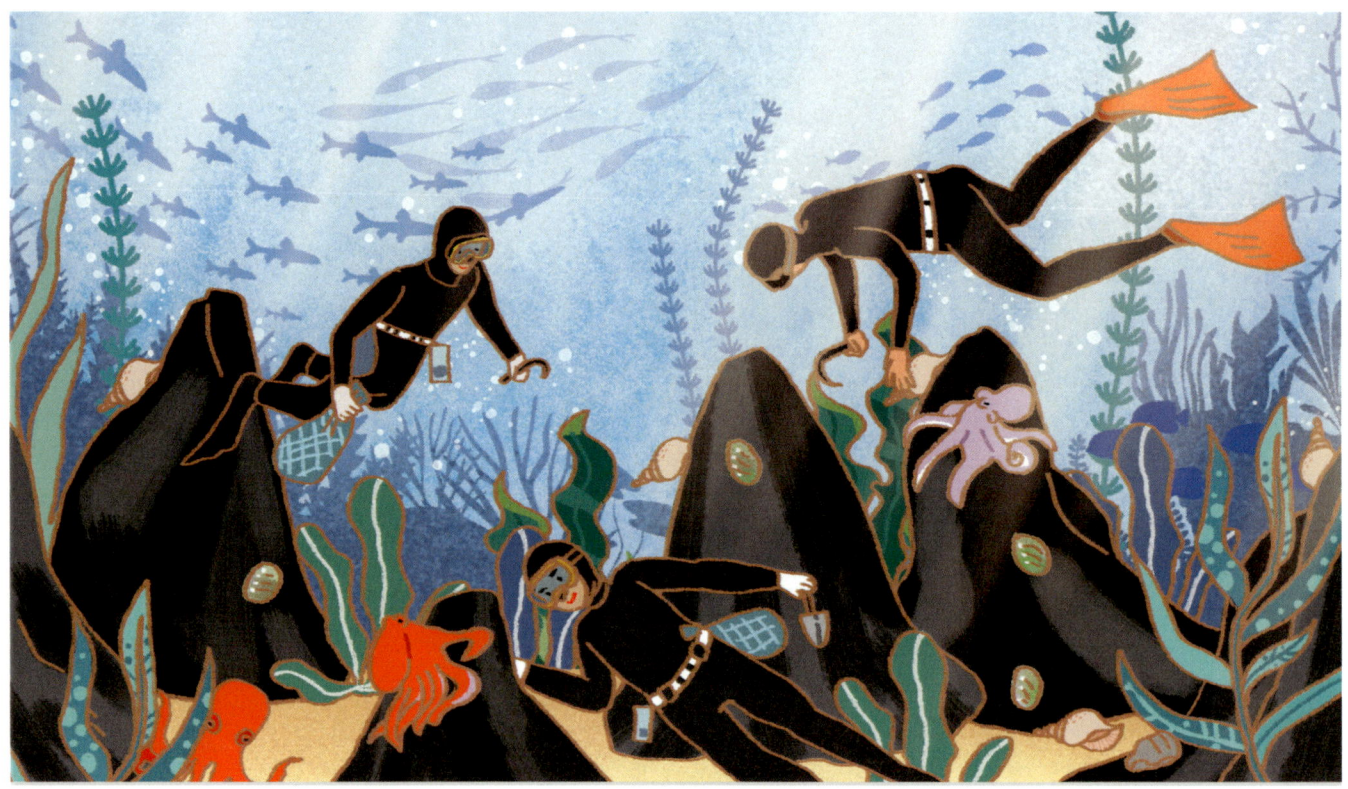

그리스 여행

두 그림의 다른 부분 5곳을 찾아 동그라미 해보세요.

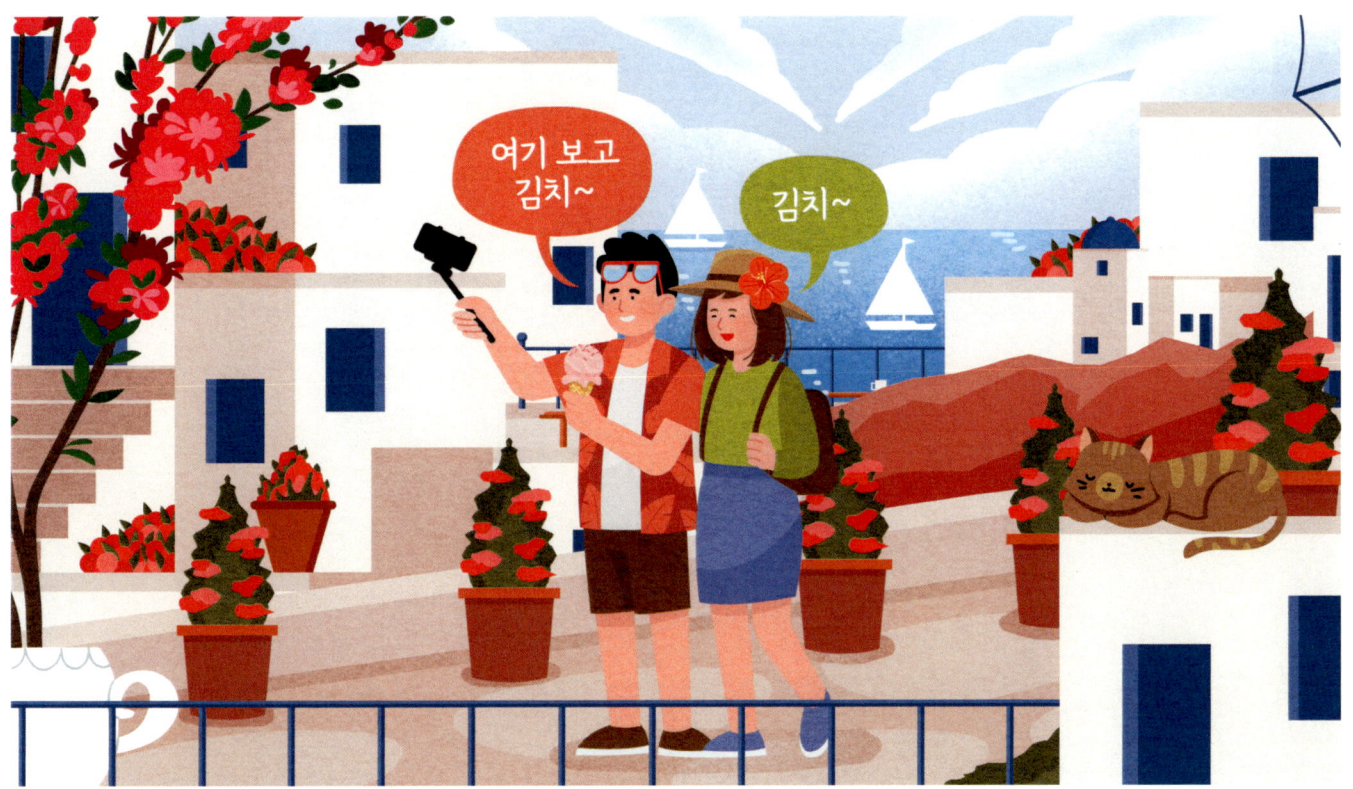

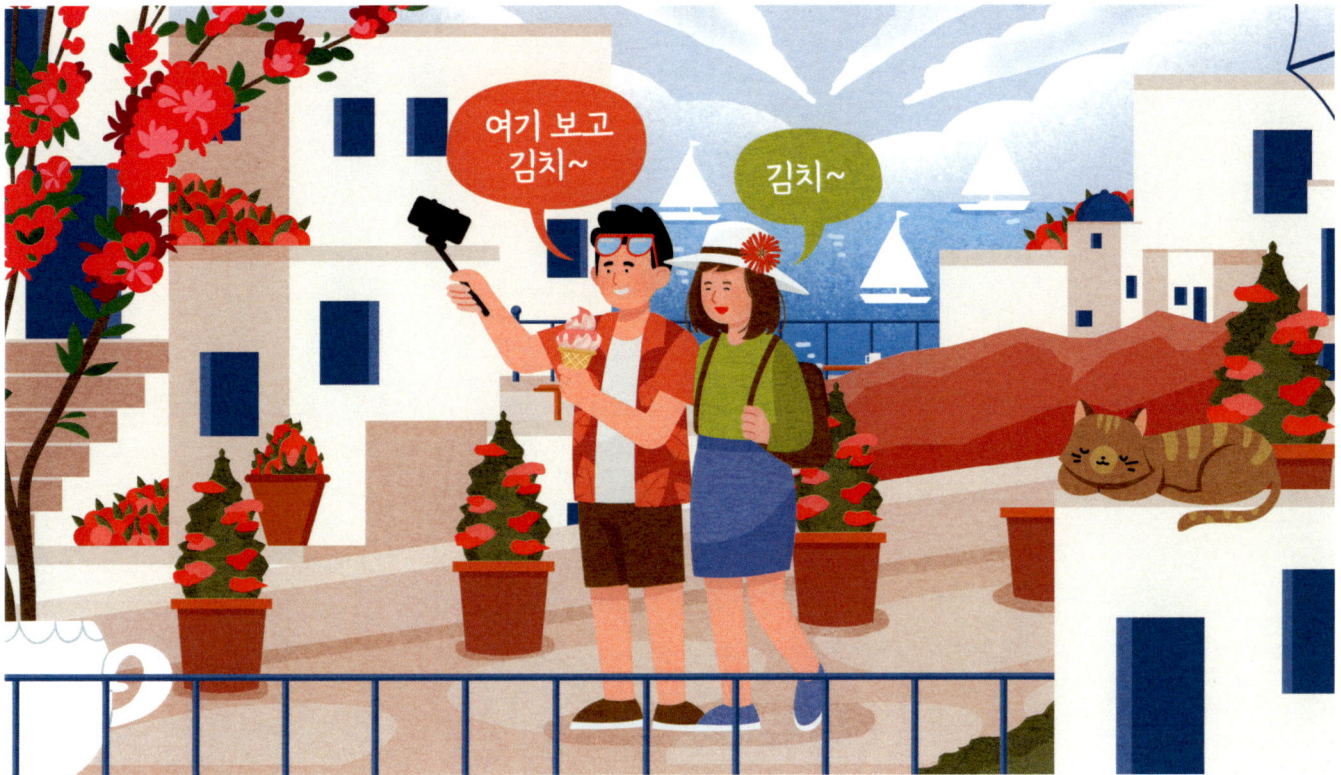

동화책 읽어주기

두 그림의 다른 부분 5곳을 찾아 동그라미 해보세요.

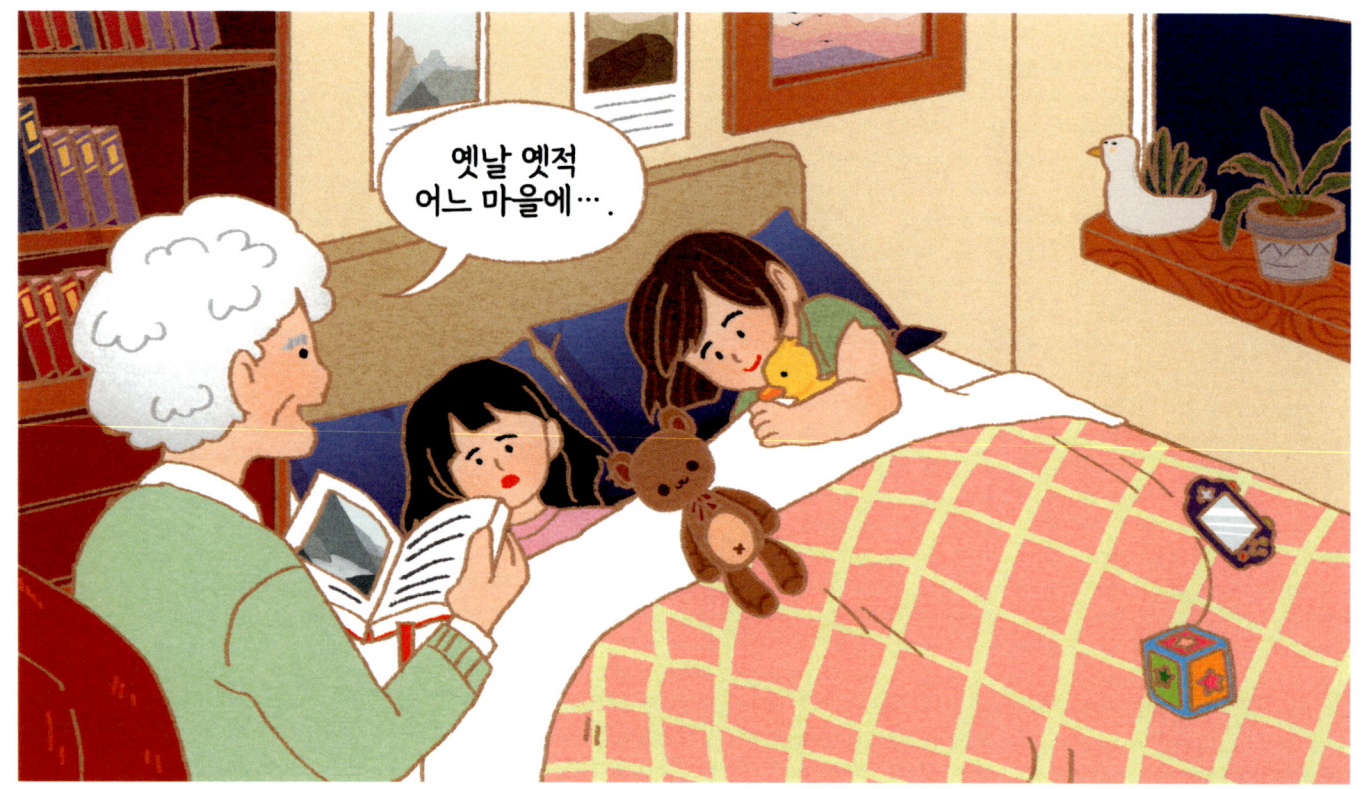

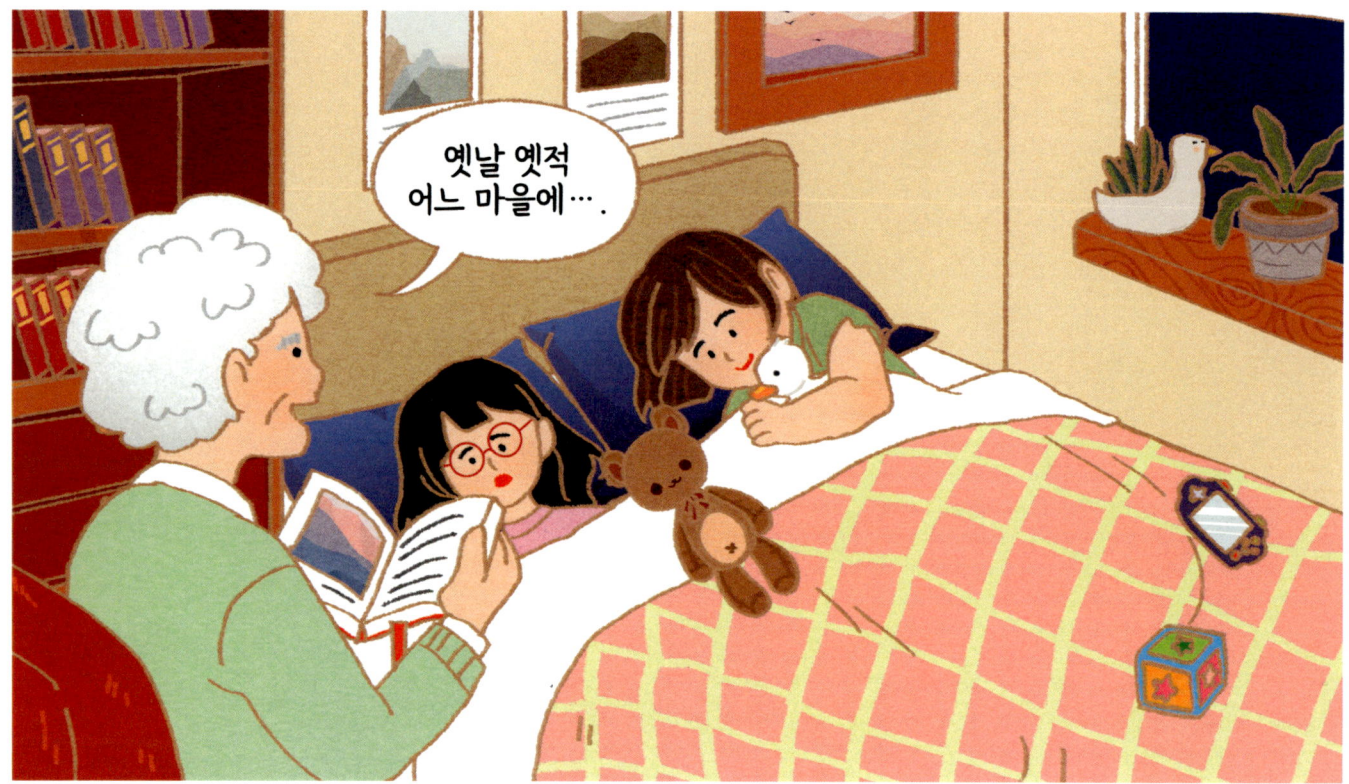

눈썰매장

두 그림의 다른 부분 5곳을 찾아 동그라미 해보세요.

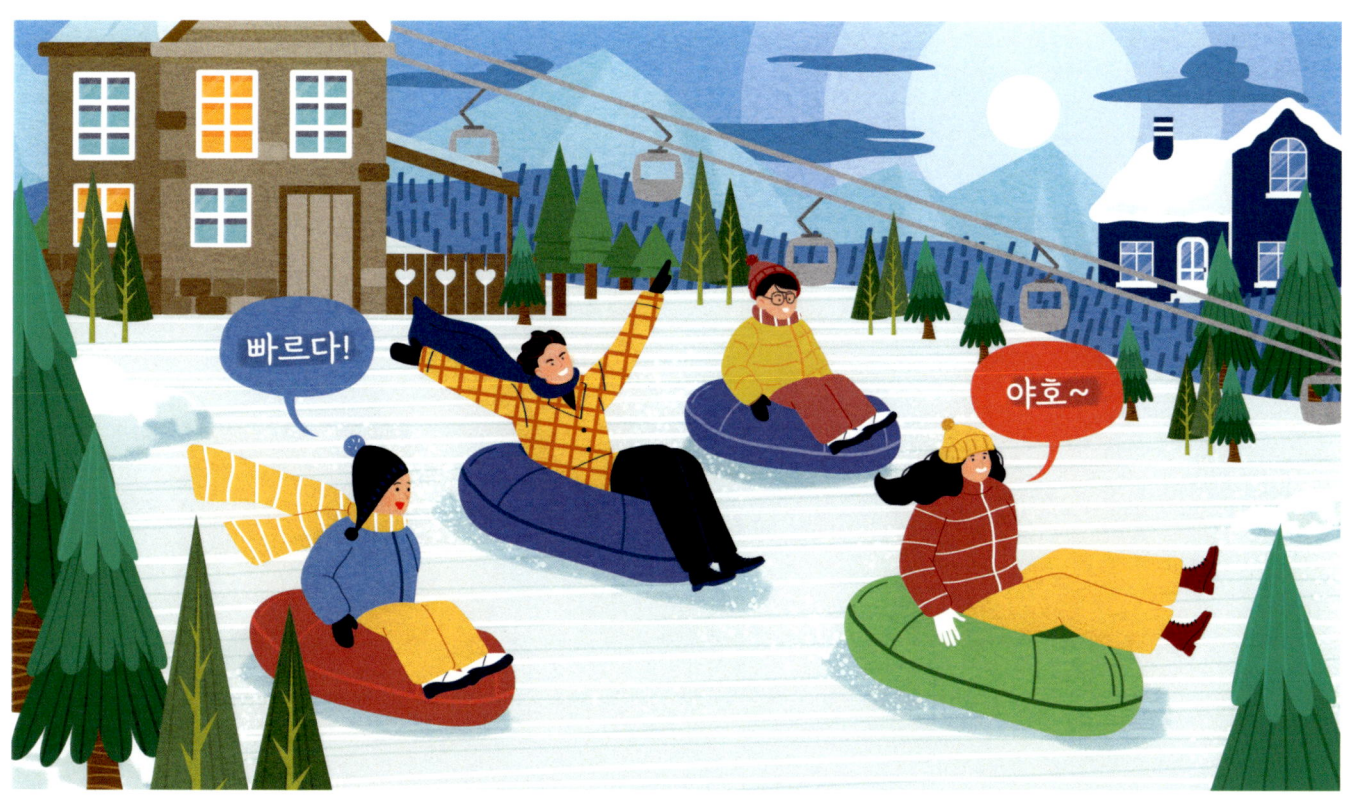

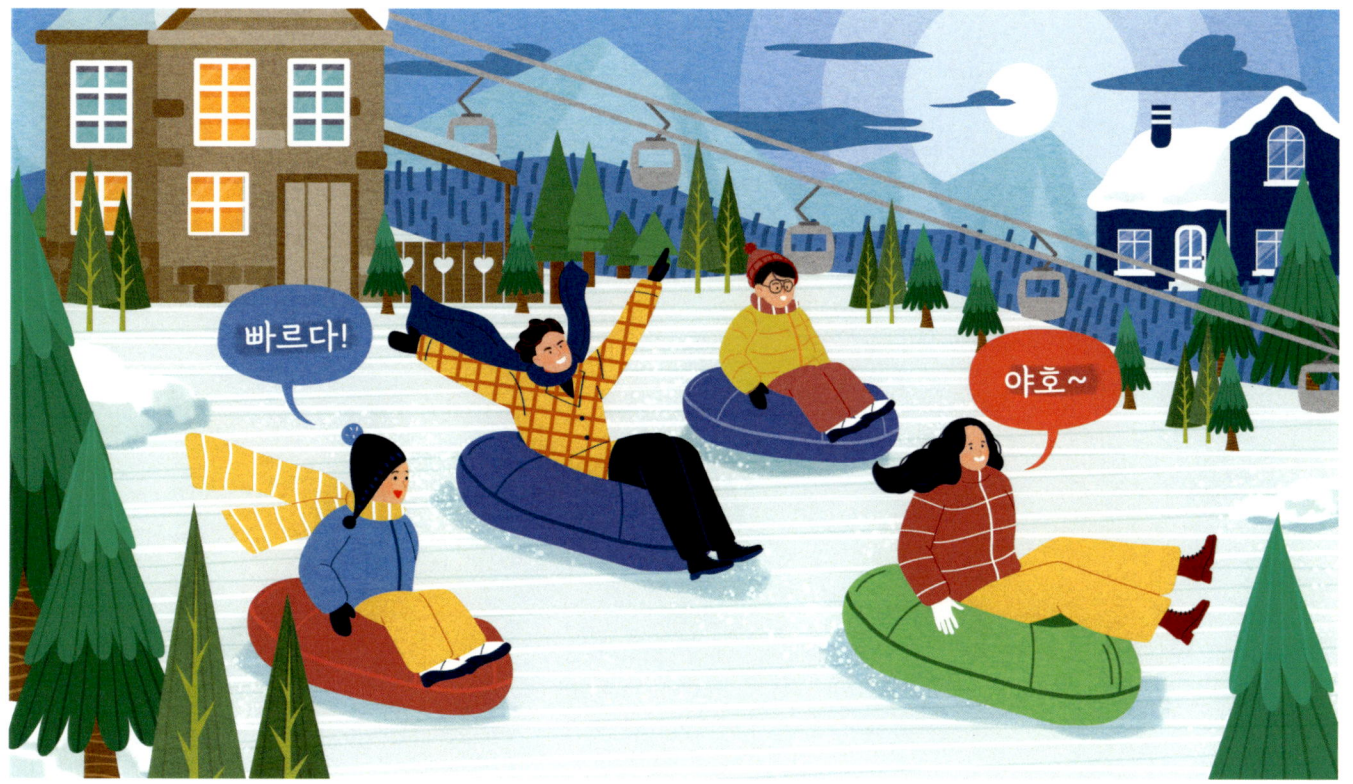

주사 맞는 날

두 그림의 다른 부분 5곳을 찾아 동그라미 해보세요.

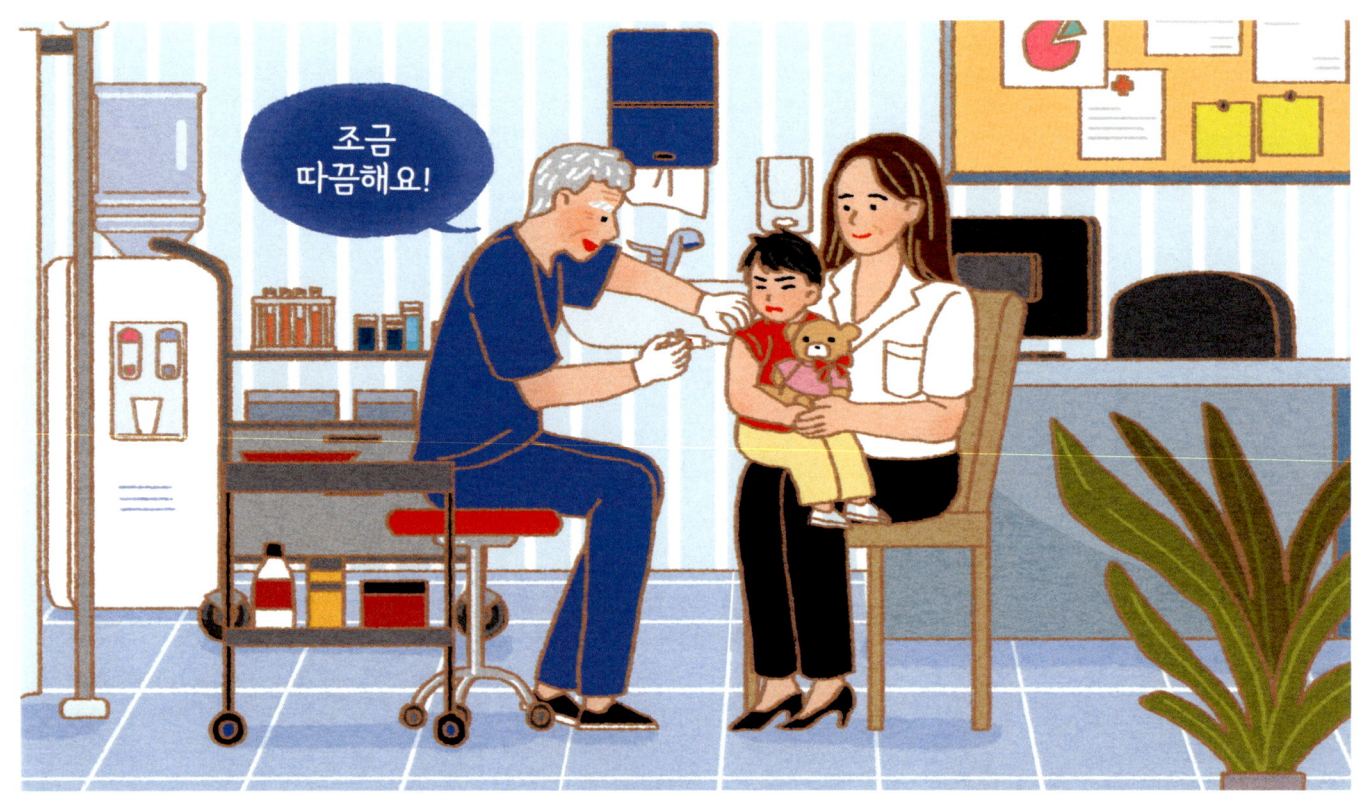

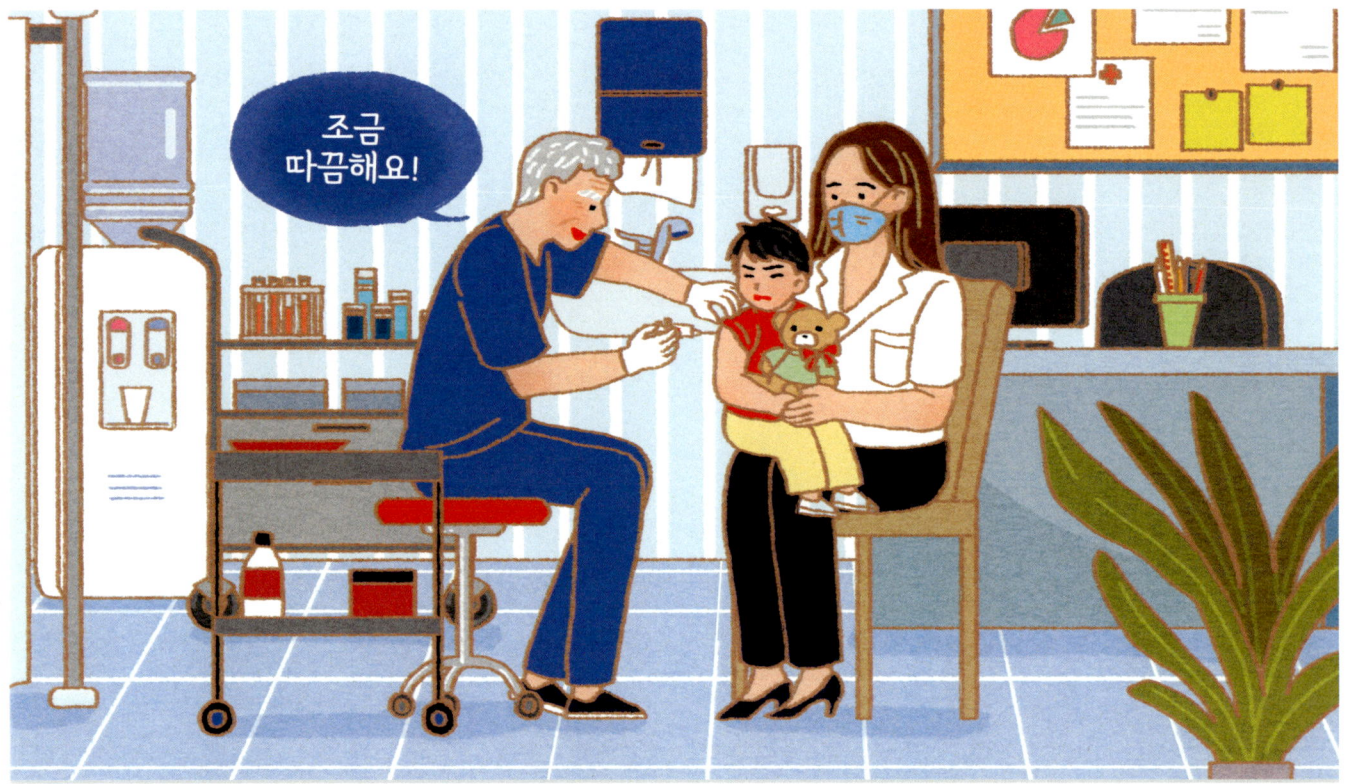

단풍 구경

두 그림의 다른 부분 5곳을 찾아 동그라미 해보세요.

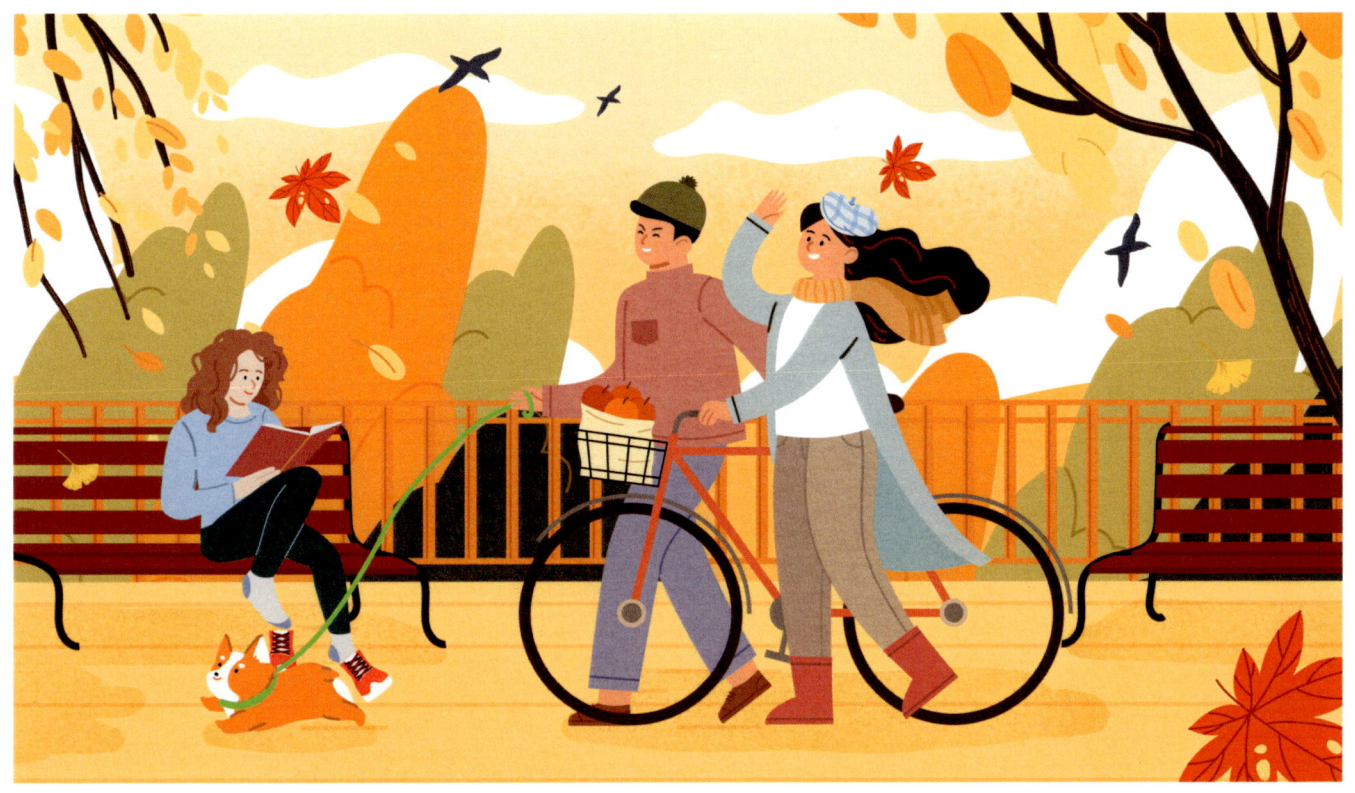

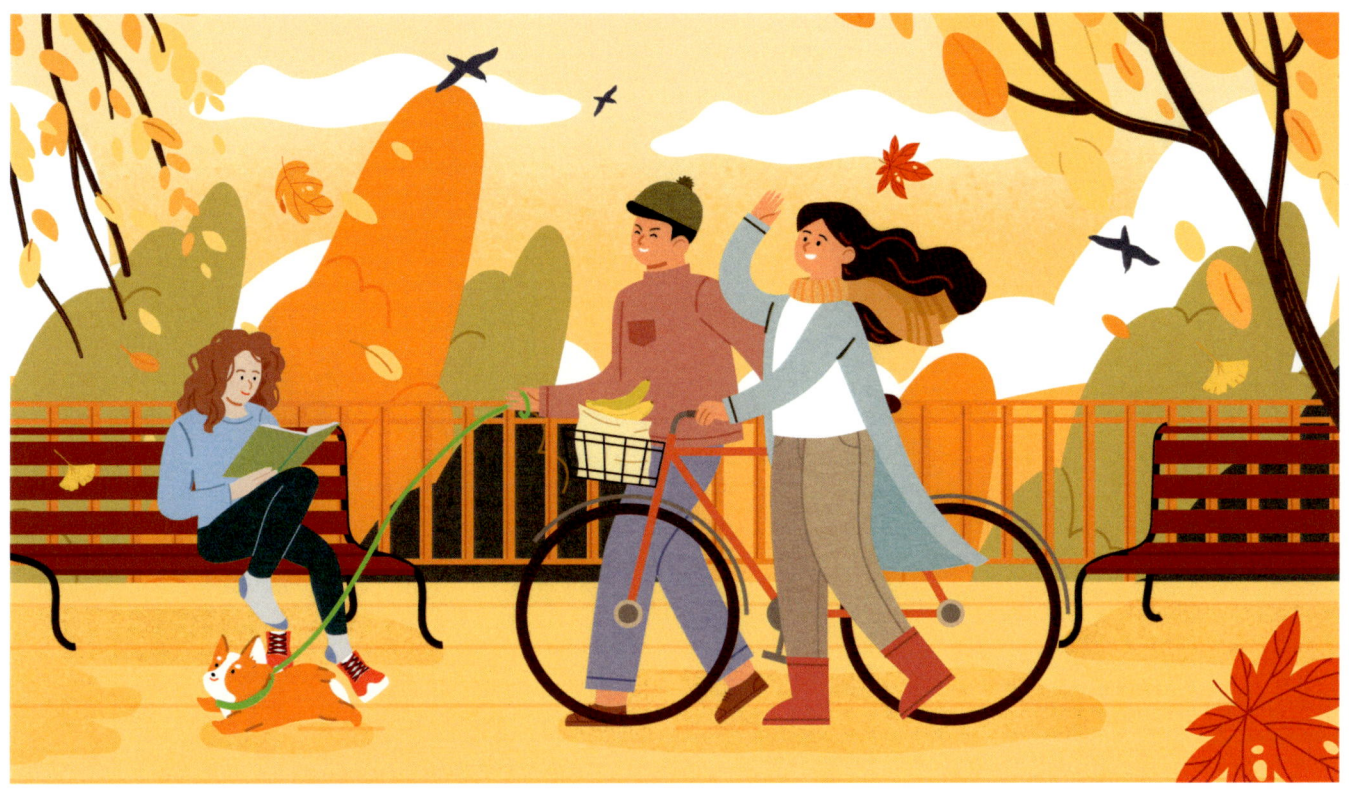

딱지치기

두 그림의 다른 부분 5곳을 찾아 동그라미 해보세요.

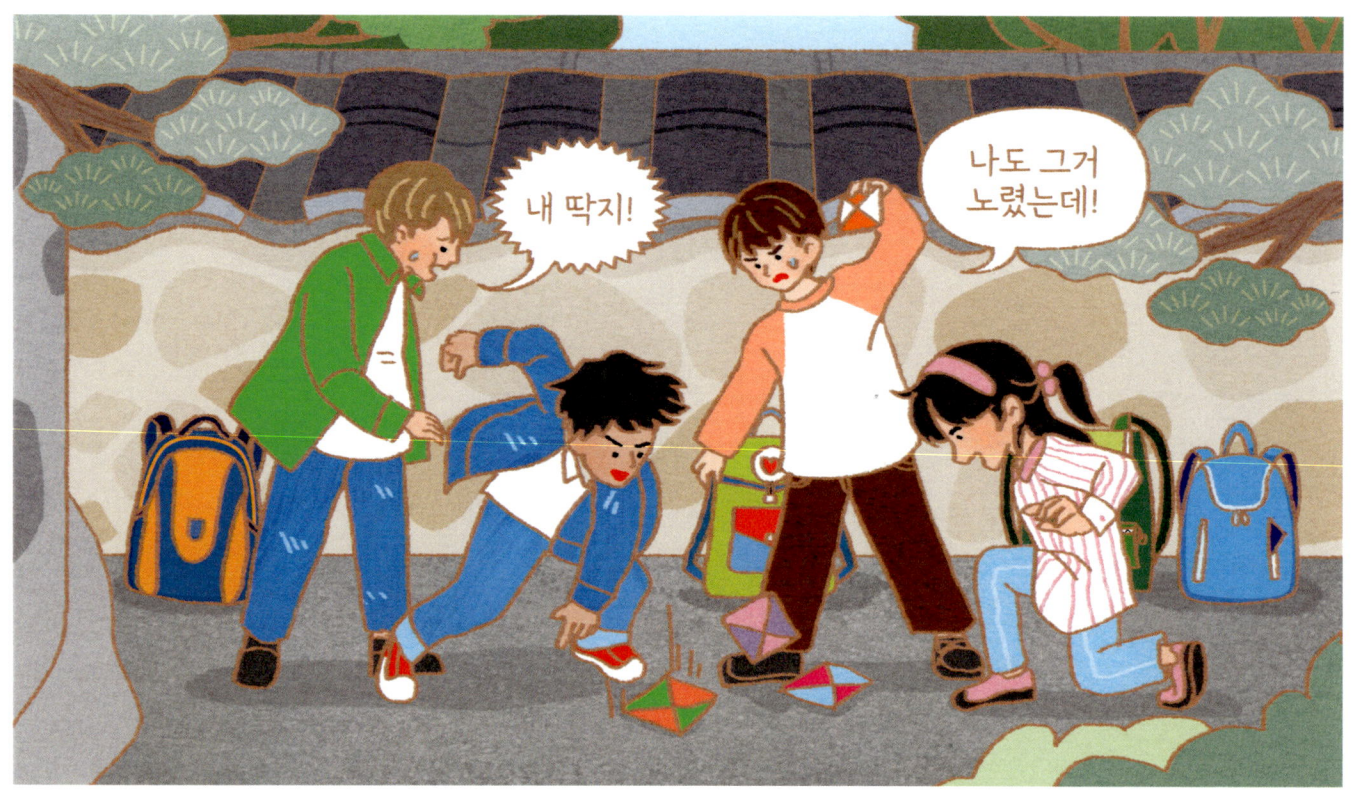

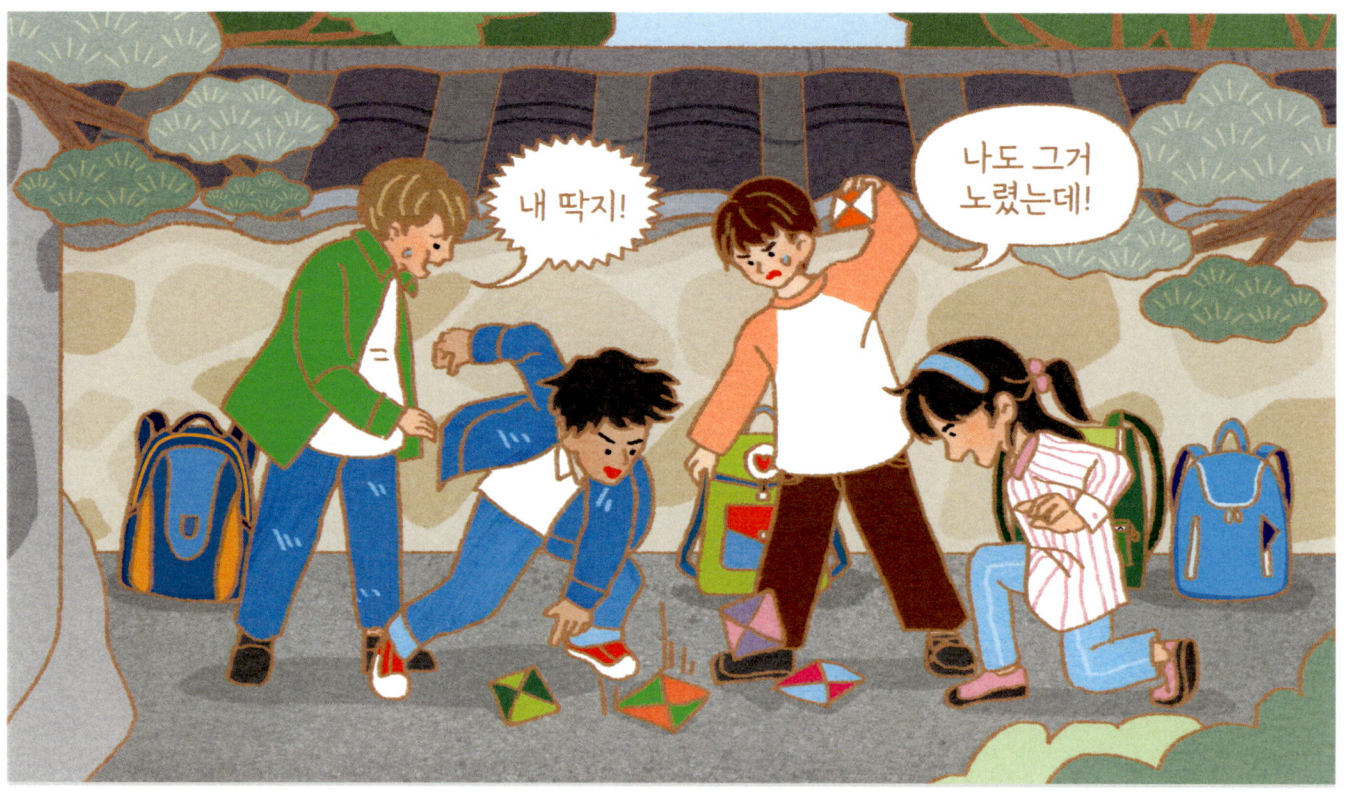

지글지글 삼겹살

두 그림의 다른 부분 5곳을 찾아 동그라미 해보세요.

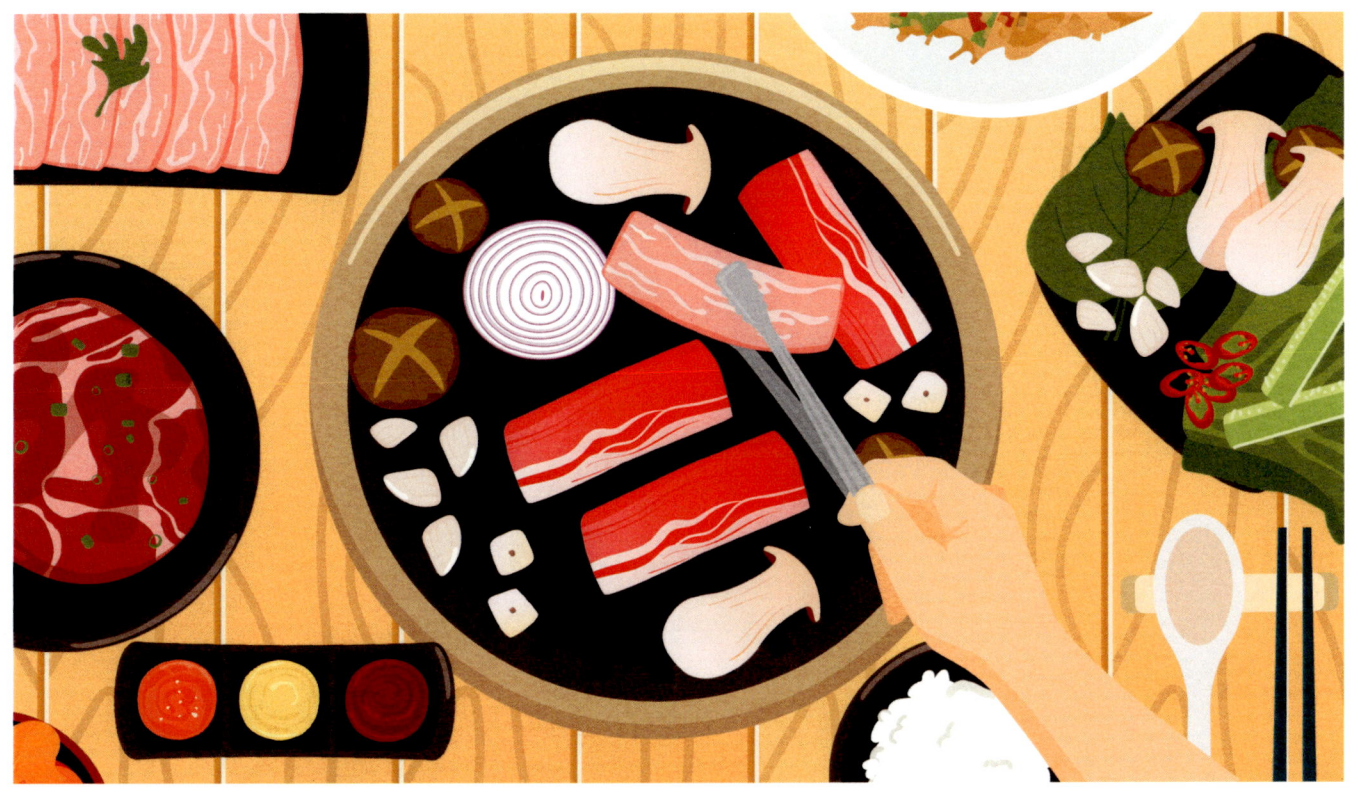

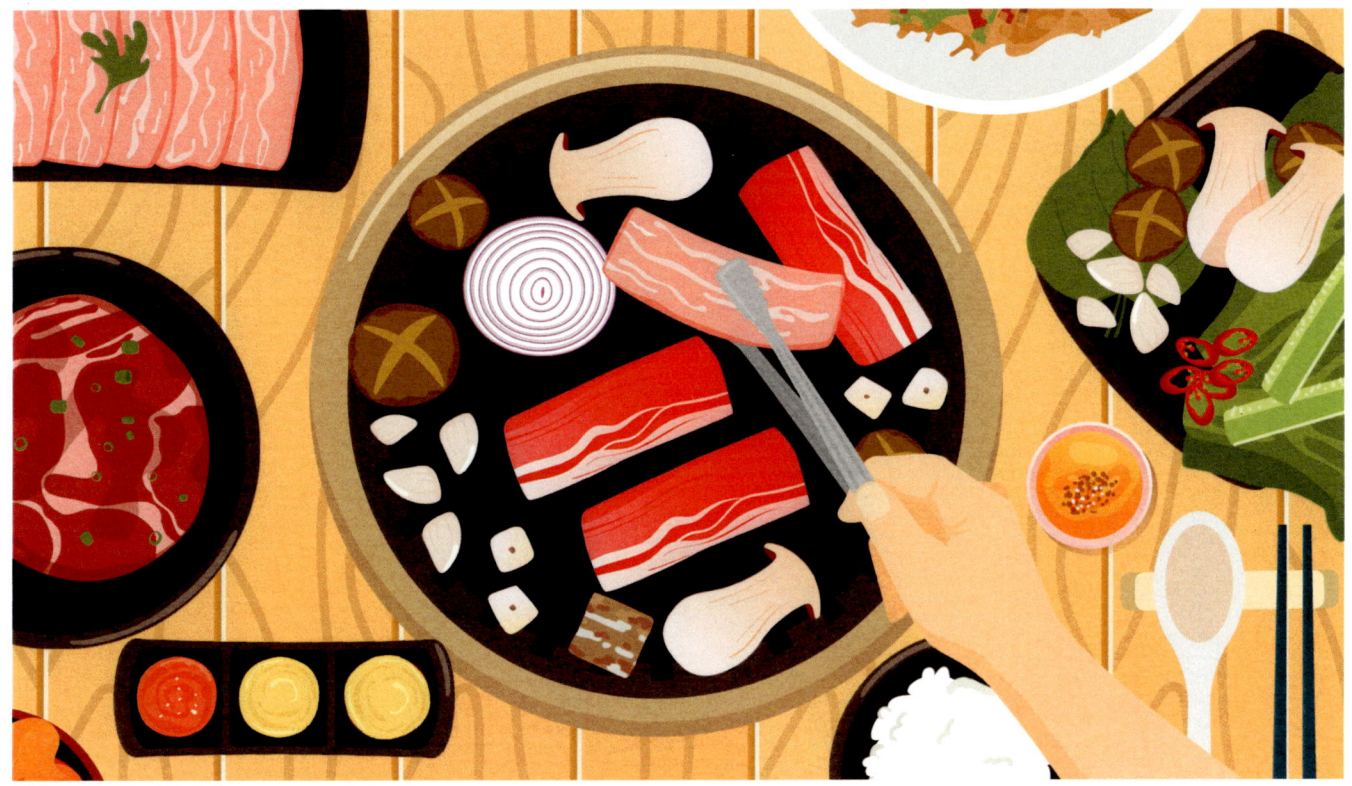

머리 말리기

두 그림의 다른 부분 5곳을 찾아 동그라미 해보세요.

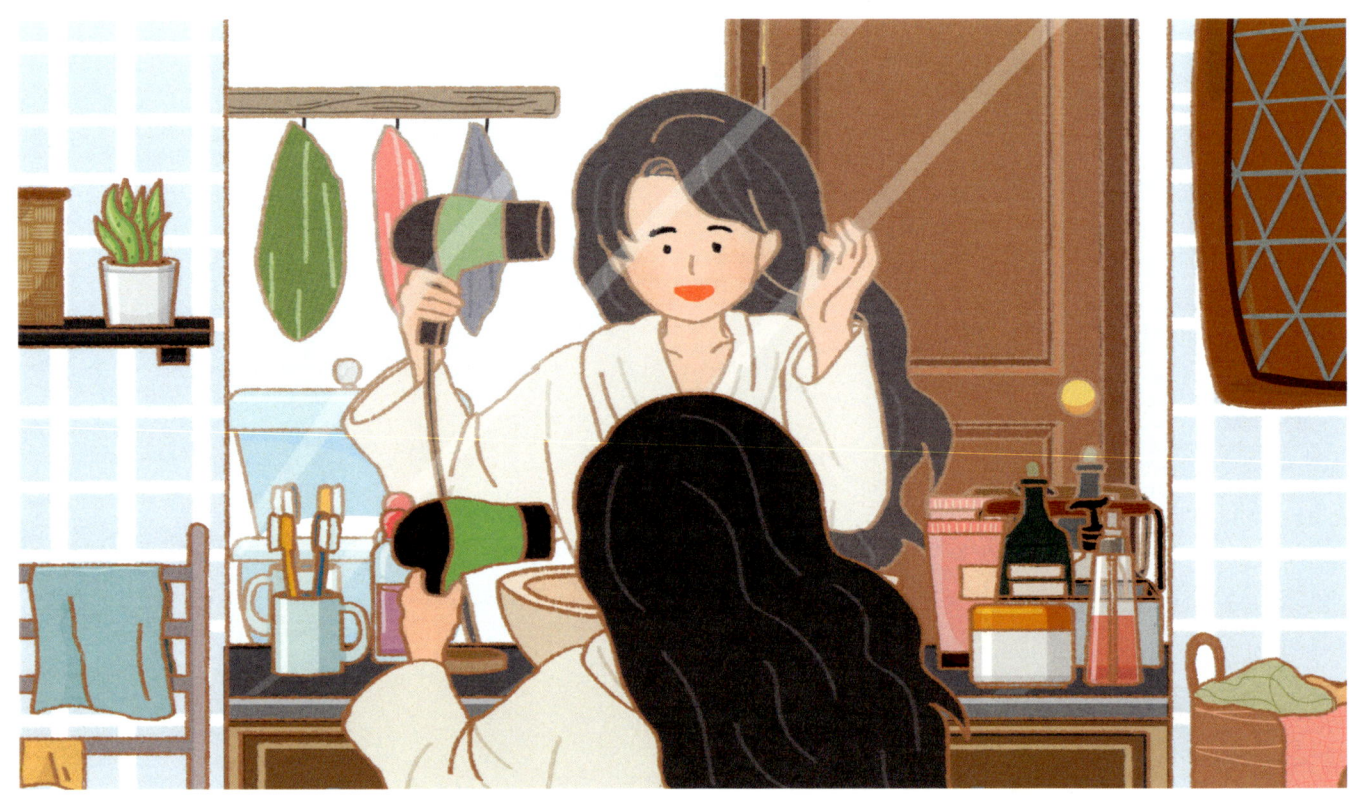

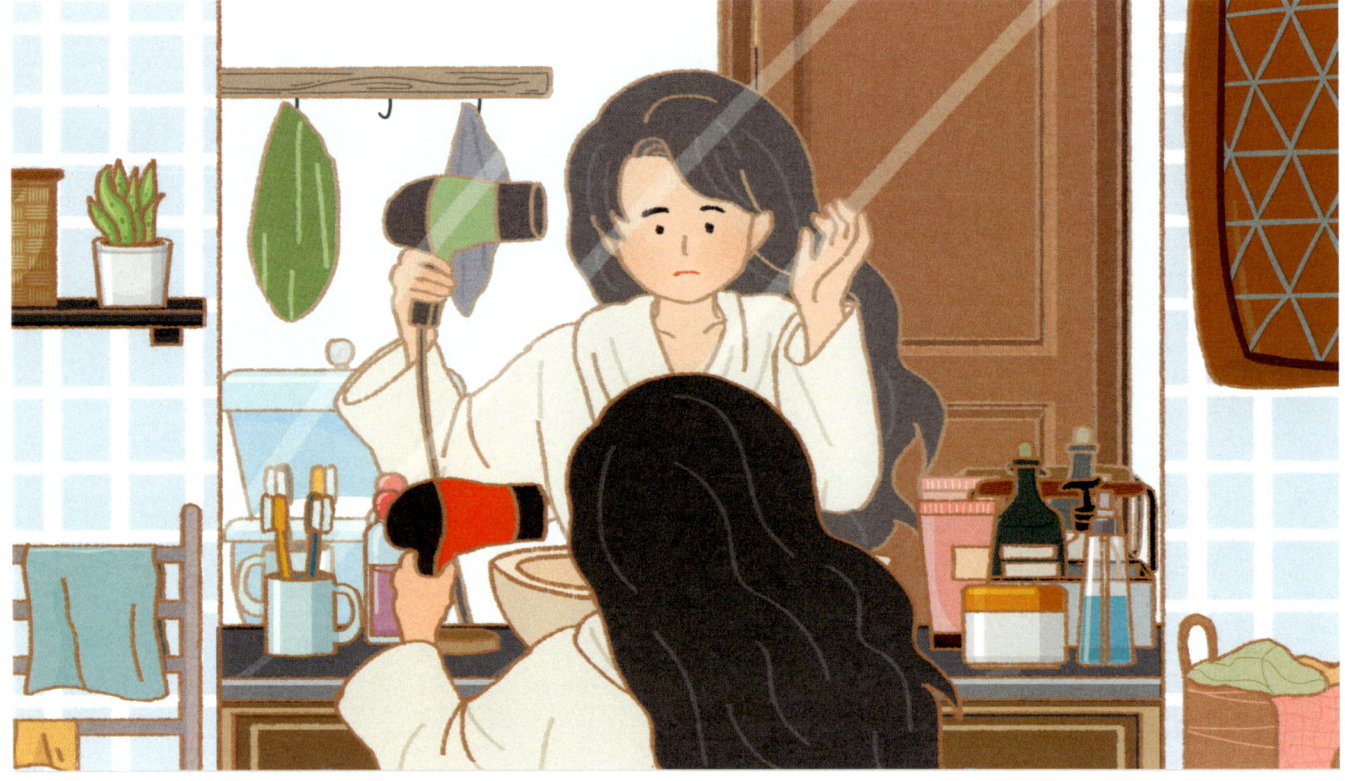

여름 바닷가

두 그림의 다른 부분 5곳을 찾아 동그라미 해보세요.

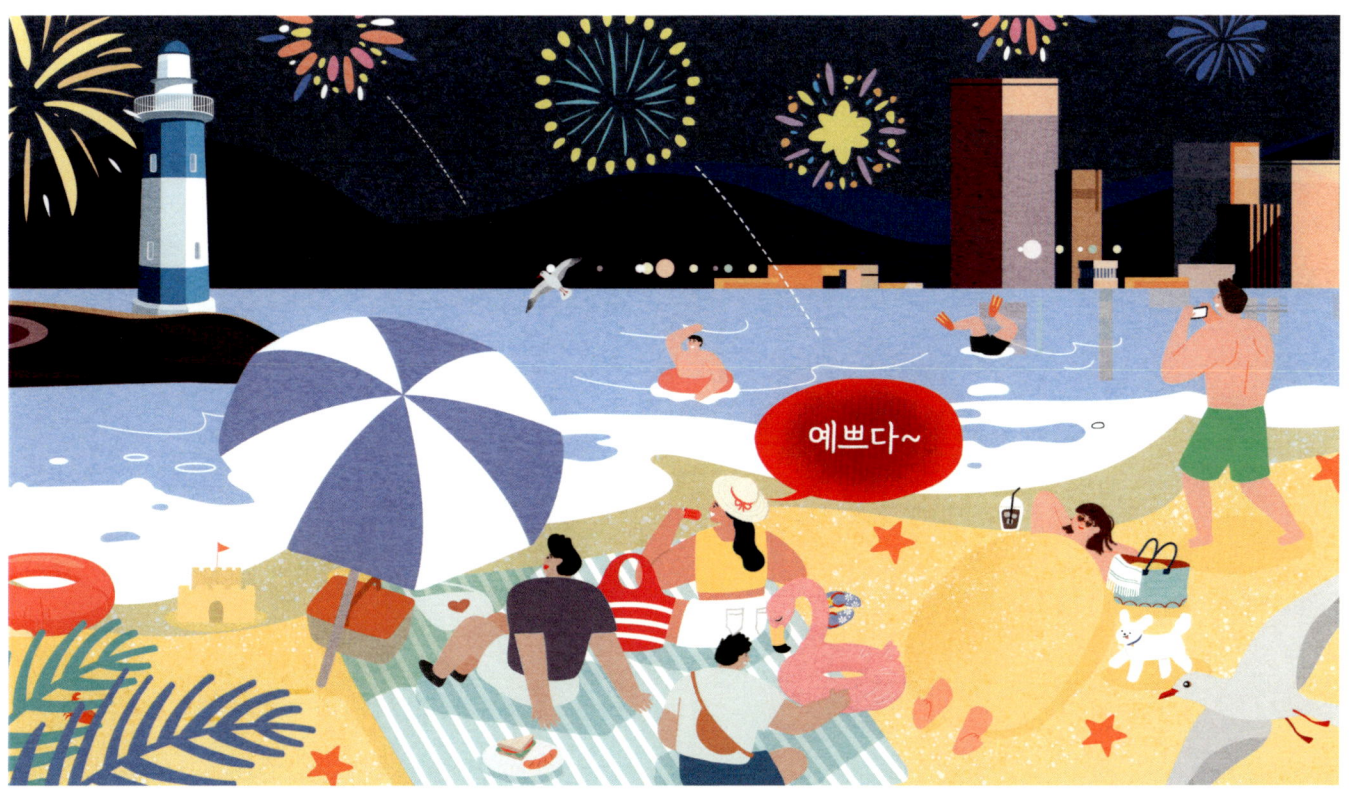

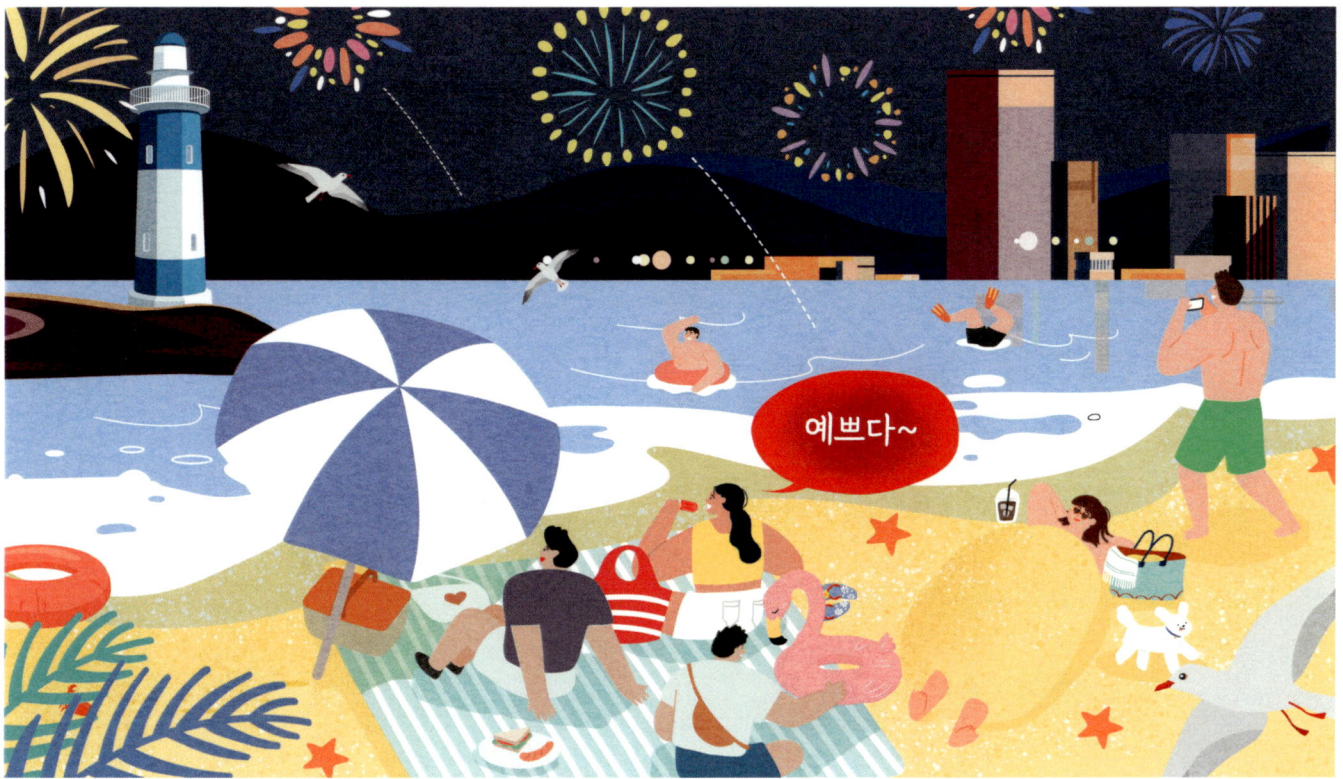

판소리 공연

두 그림의 다른 부분 5곳을 찾아 동그라미 해보세요.

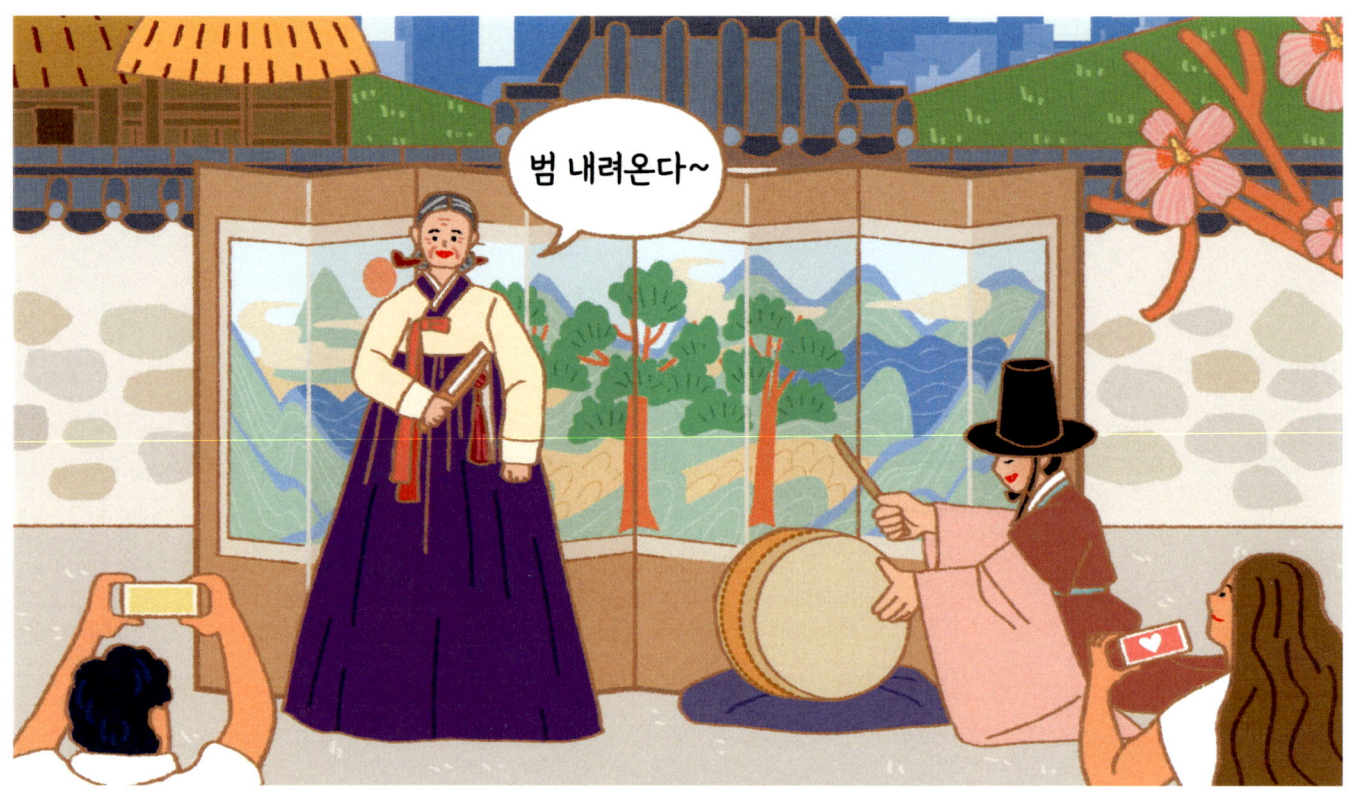

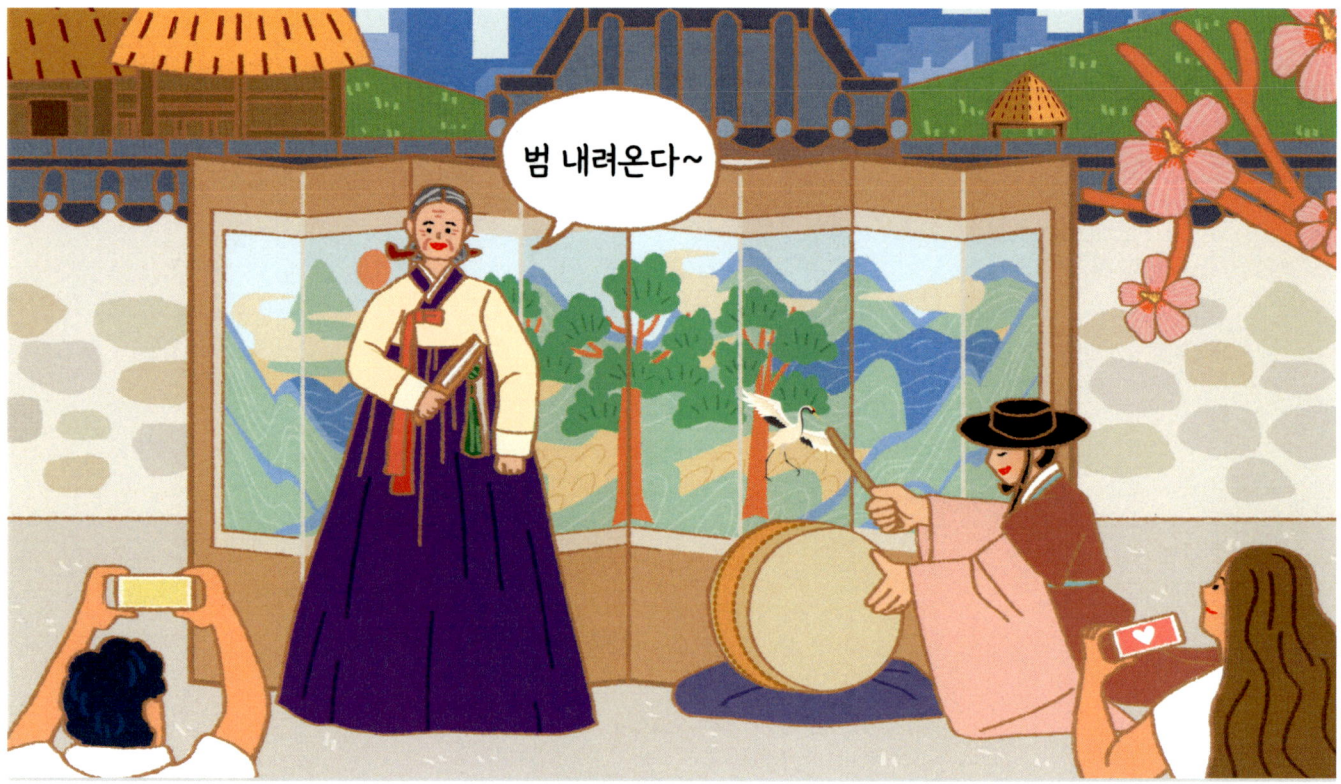

봄나들이

두 그림의 다른 부분 5곳을 찾아 동그라미 해보세요.

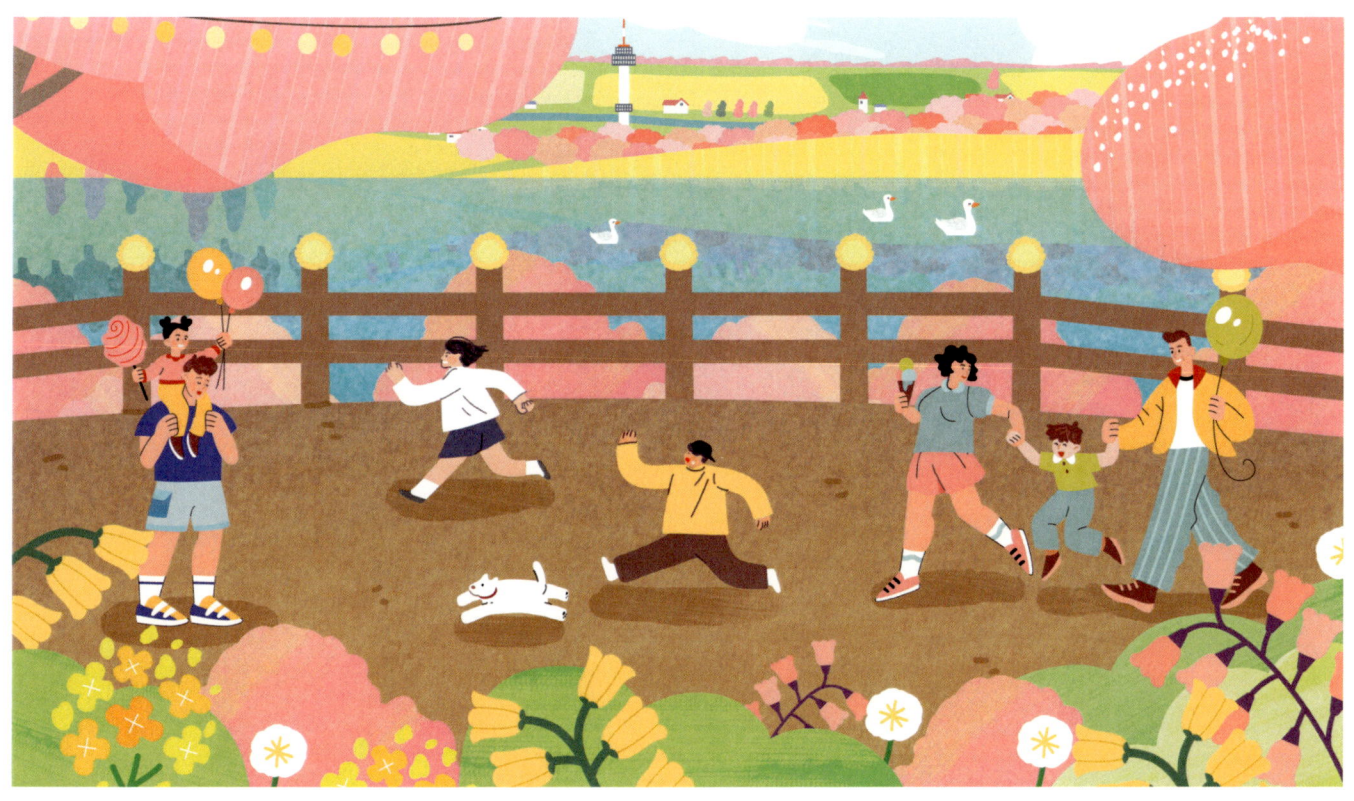

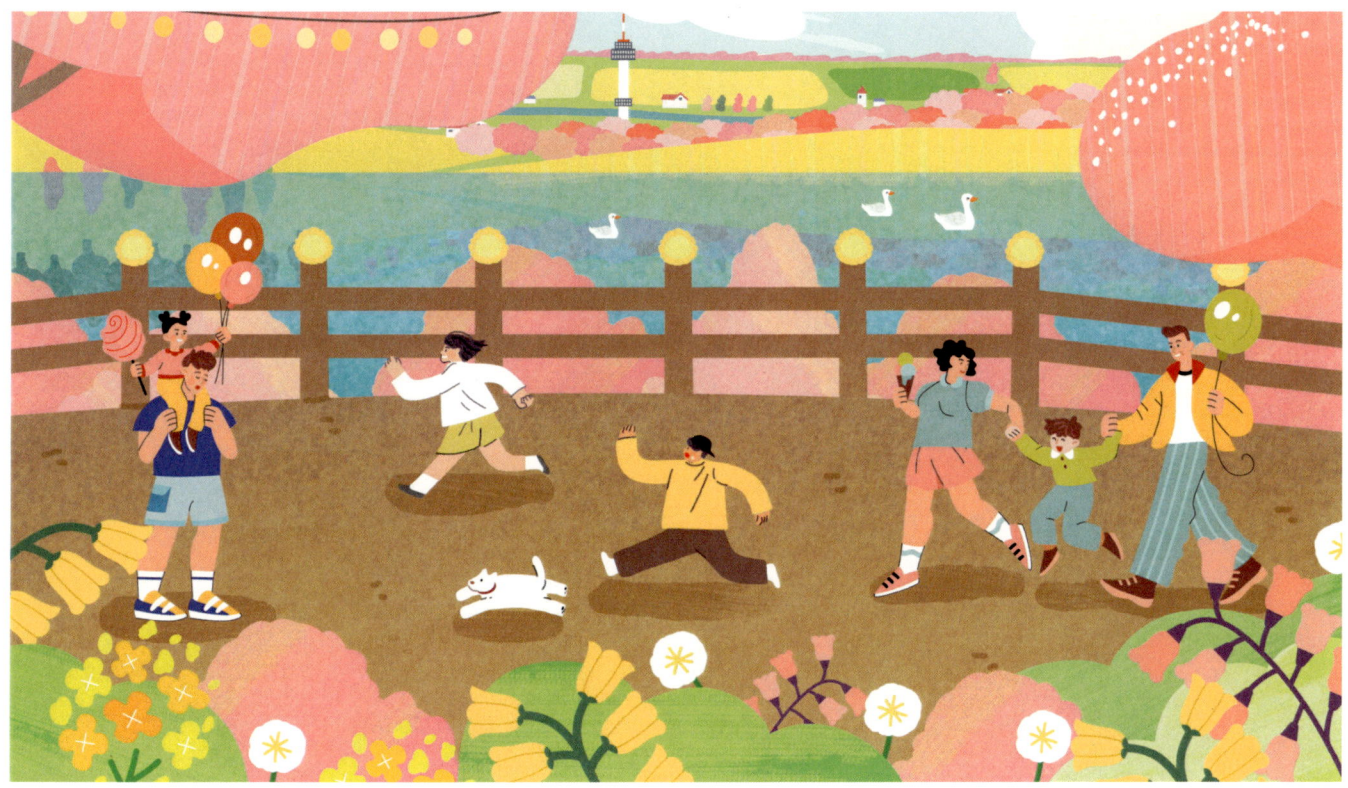

말뚝박기

두 그림의 다른 부분 5곳을 찾아 동그라미 해보세요.

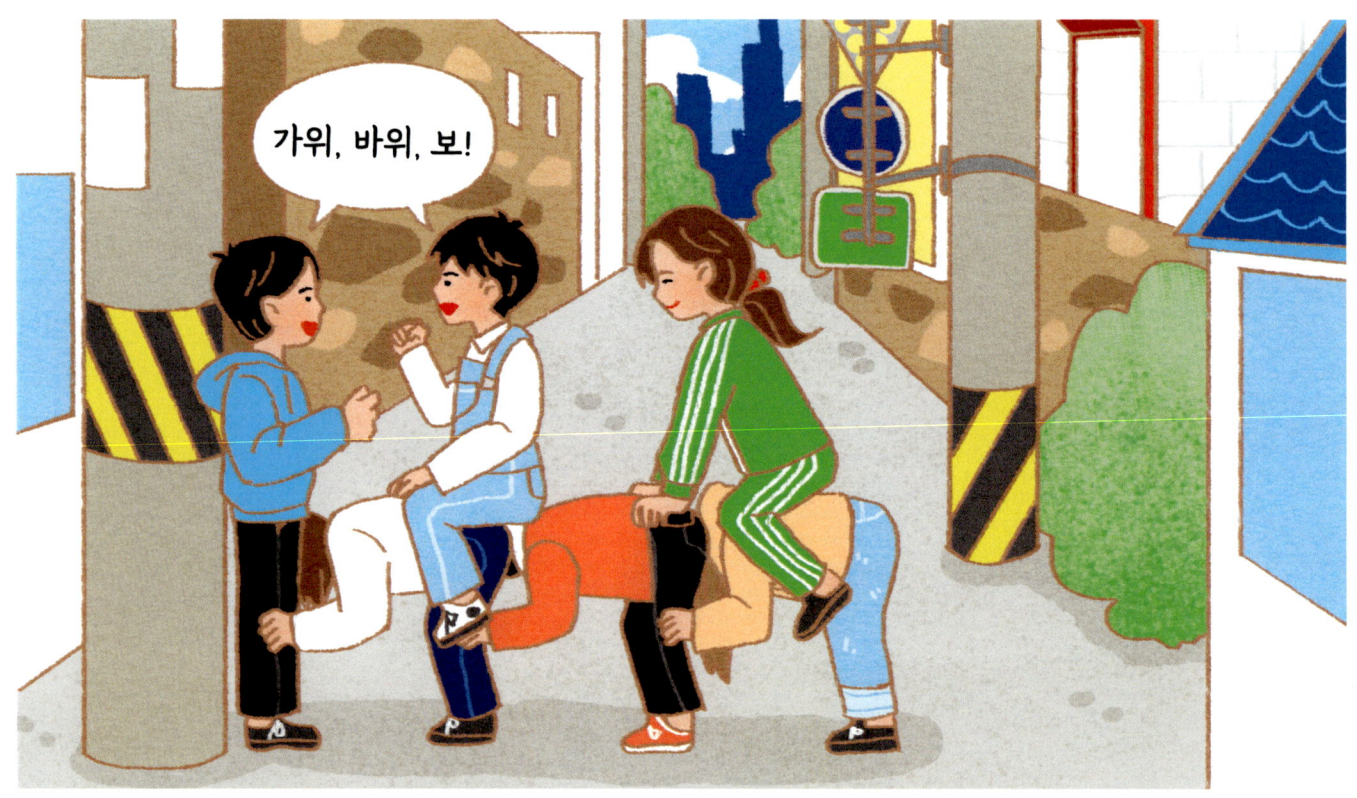

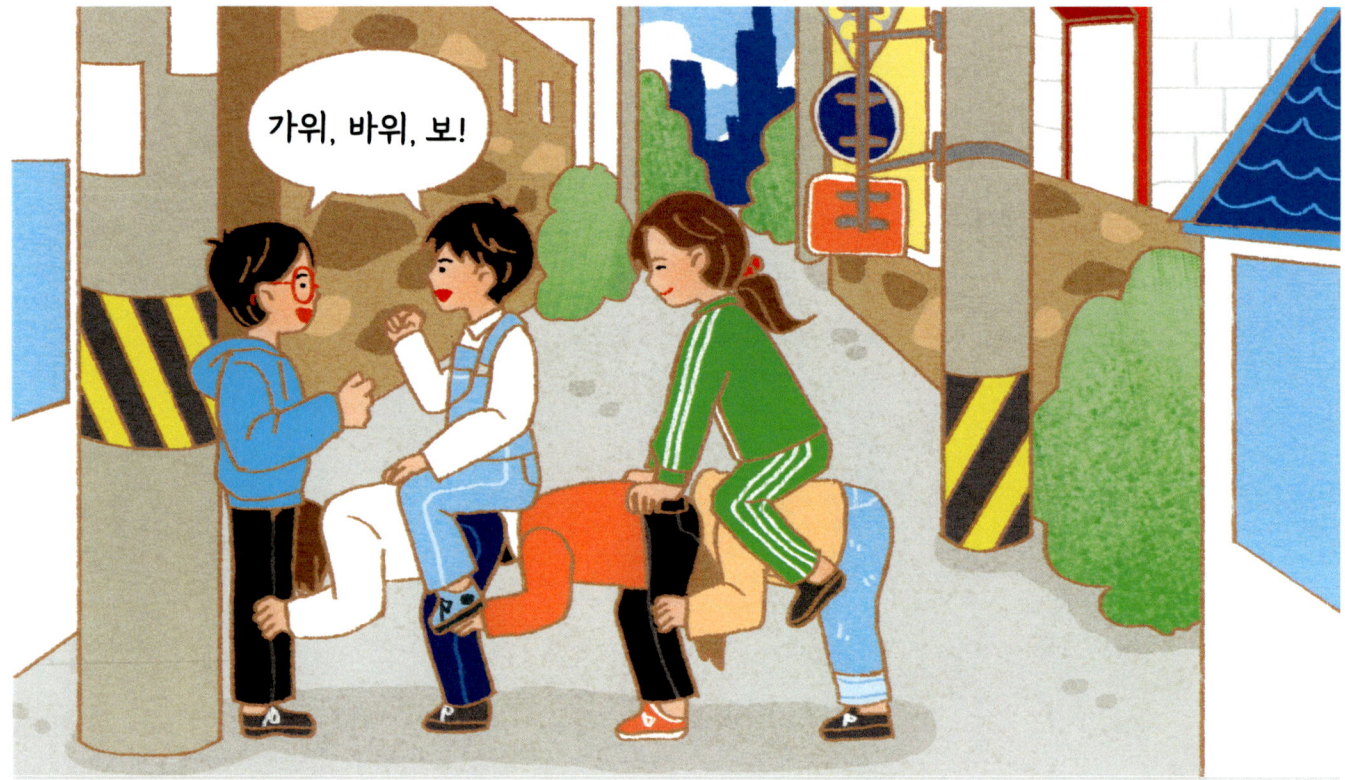

대청소하는 날

두 그림의 다른 부분 5곳을 찾아 동그라미 해보세요.

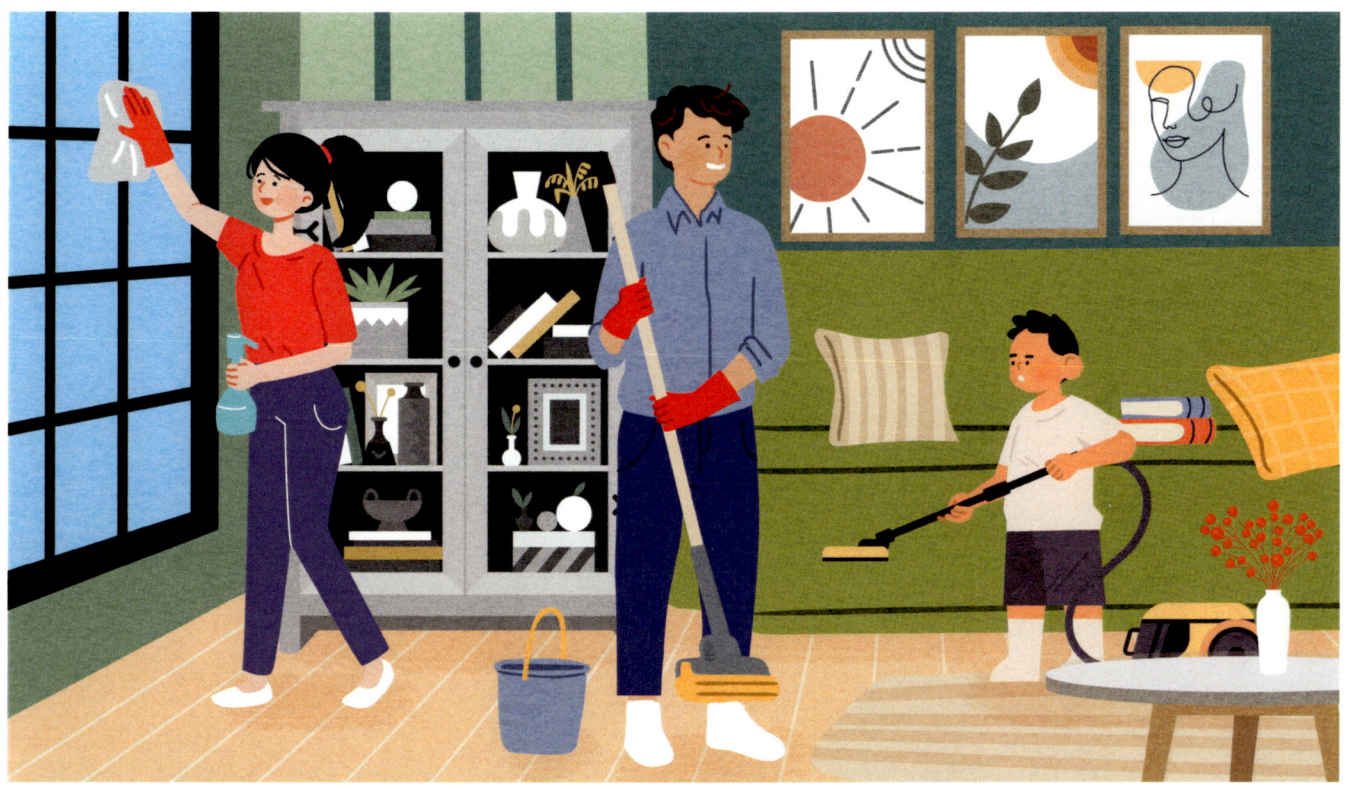

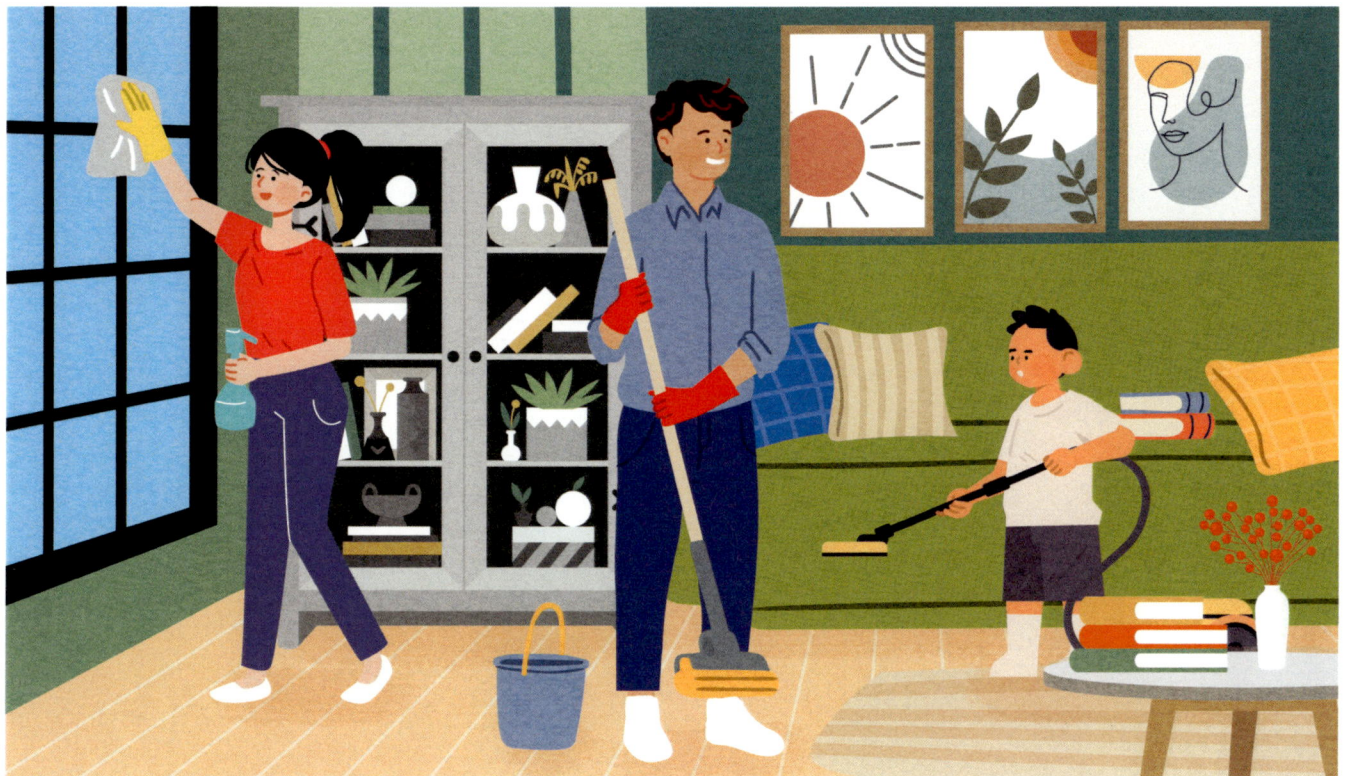

심청전

두 그림의 다른 부분 5곳을 찾아 동그라미 해보세요.

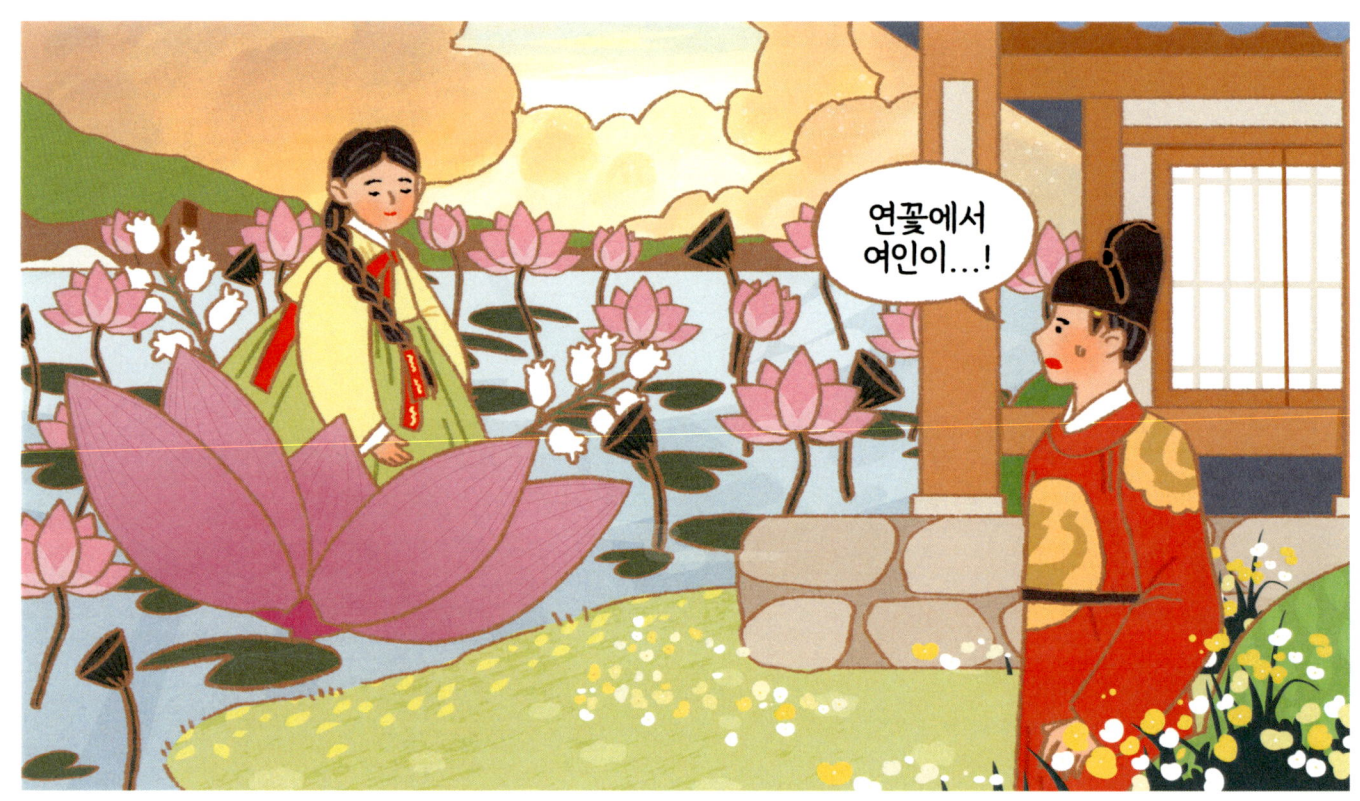

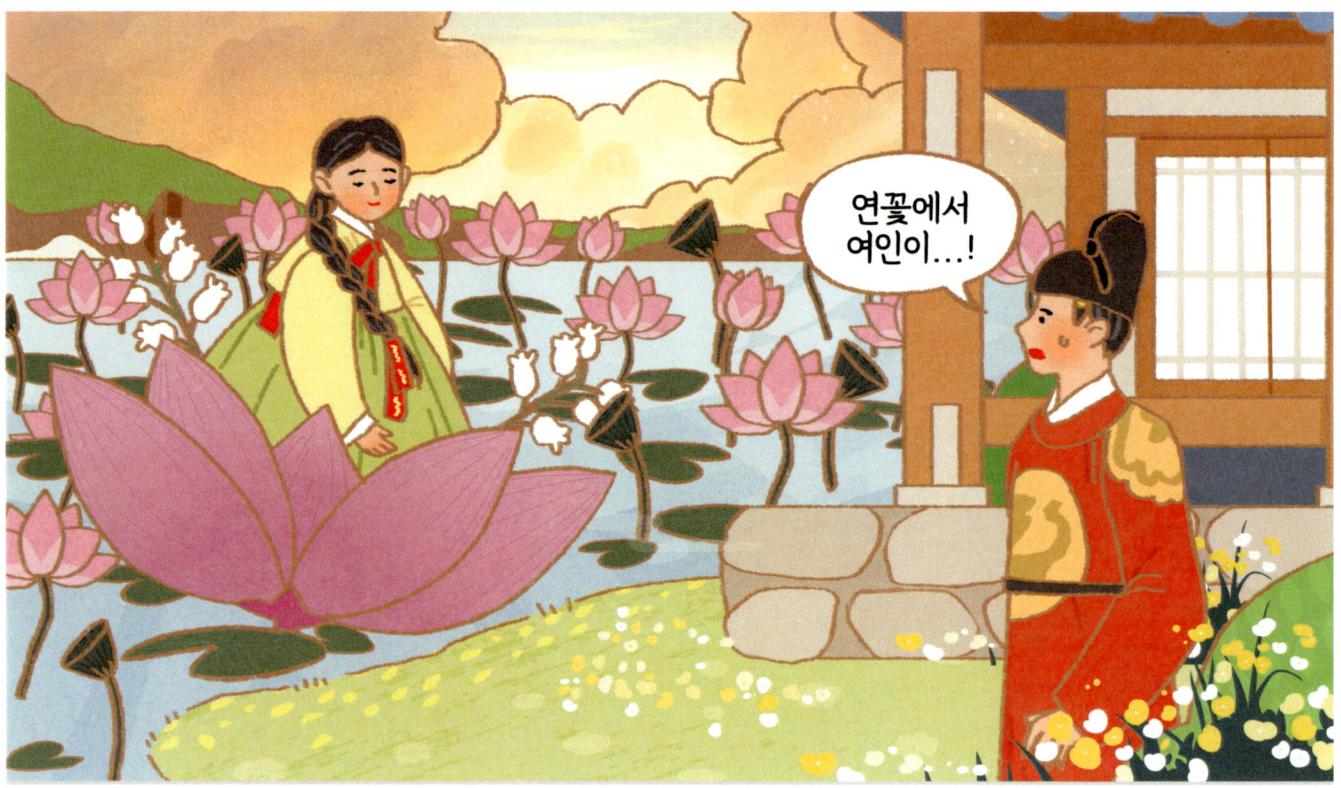

화재진압 1

그림을 잘 기억하고, 다음 장으로 넘어가세요.

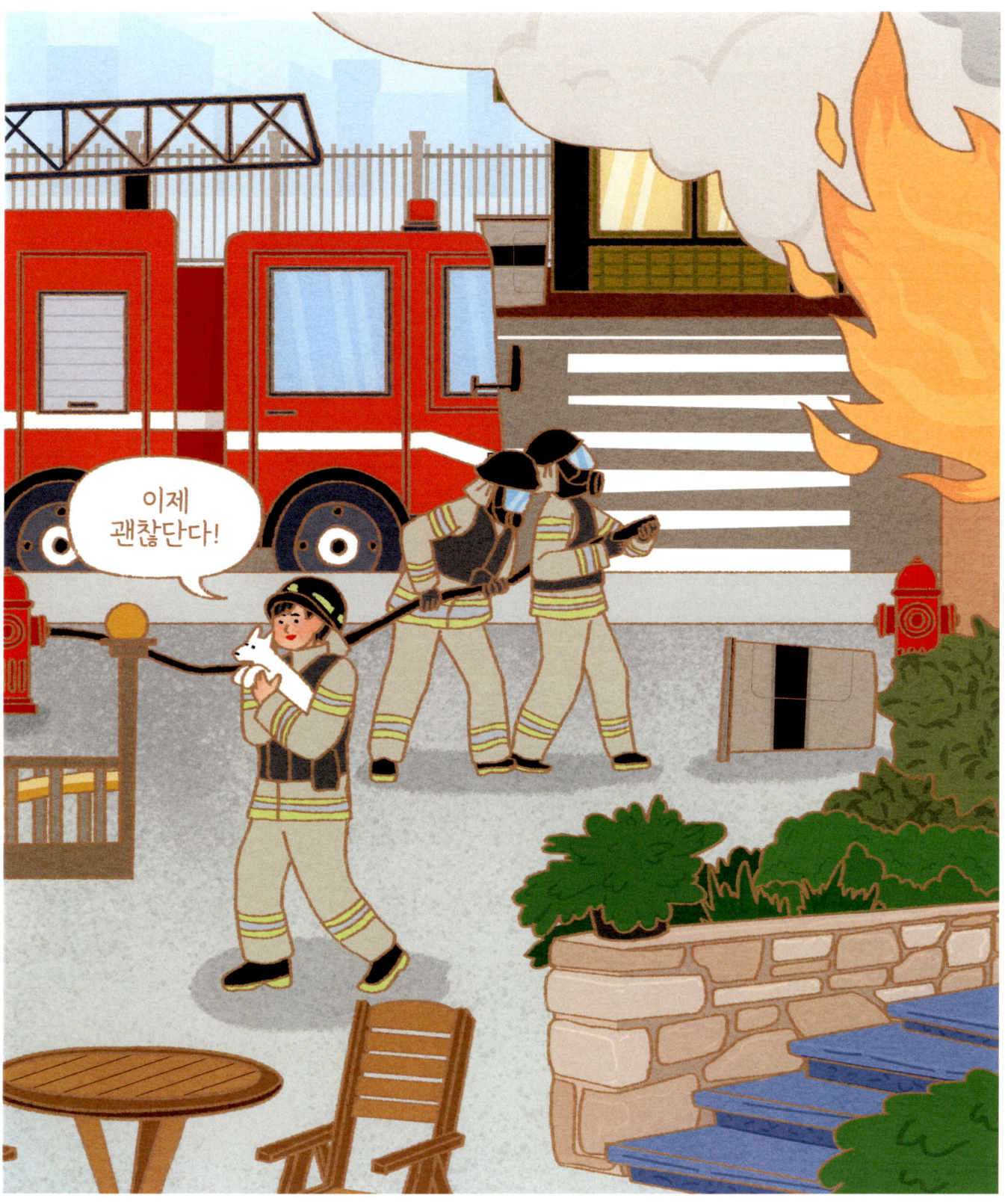

화재진압 2

앞 장을 잘 기억해 보고, 바뀐 모습 3곳을 찾아 동그라미 해보세요.

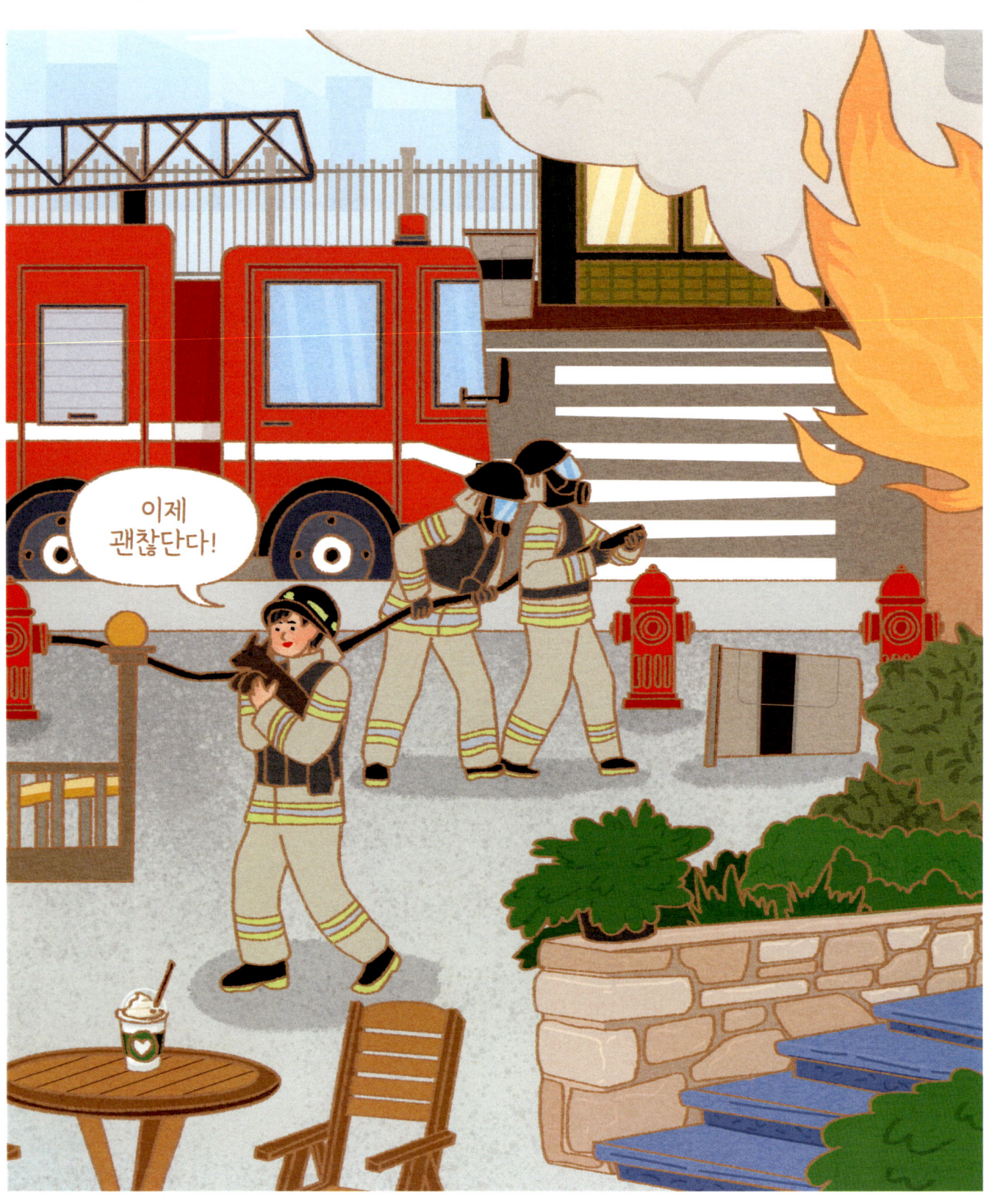

설거지하는 부부

두 그림의 다른 부분 5곳을 찾아 동그라미 해보세요.

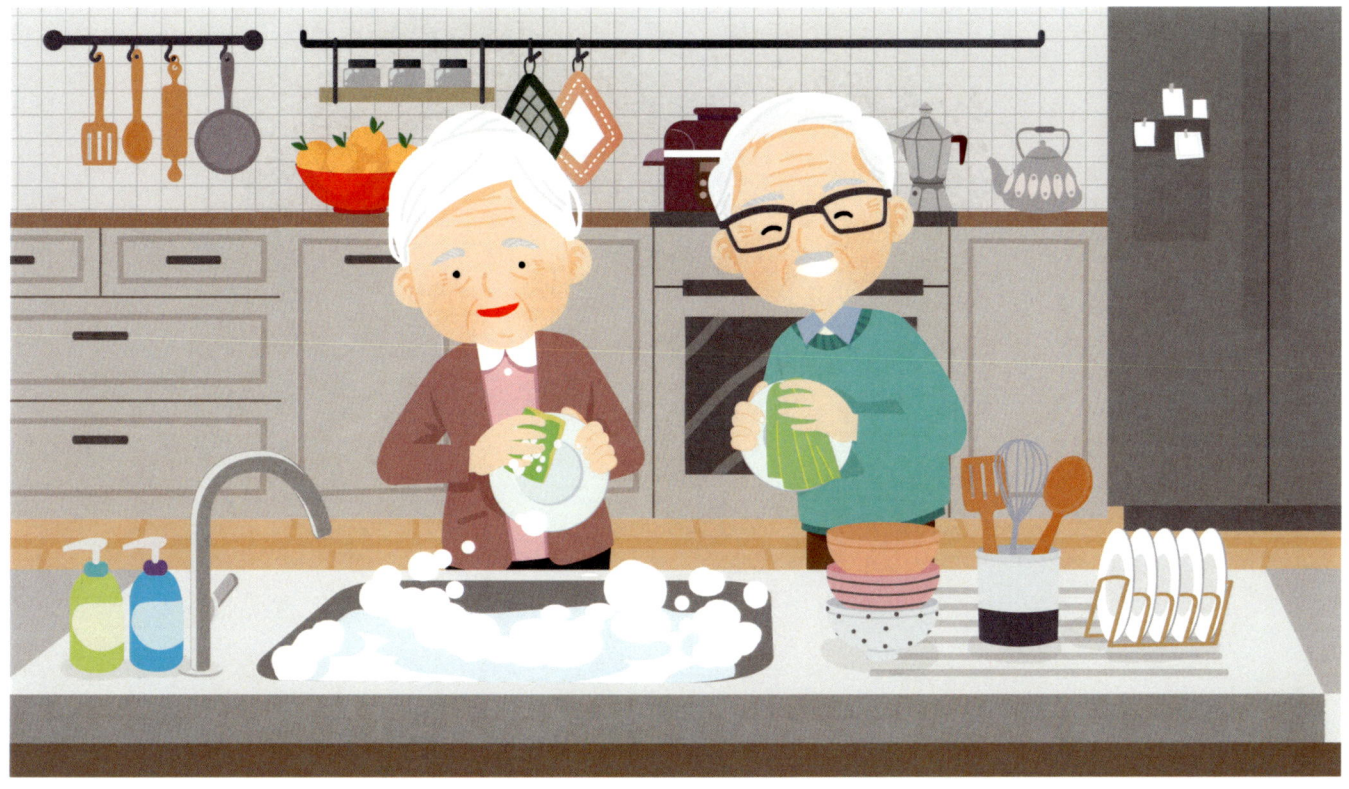

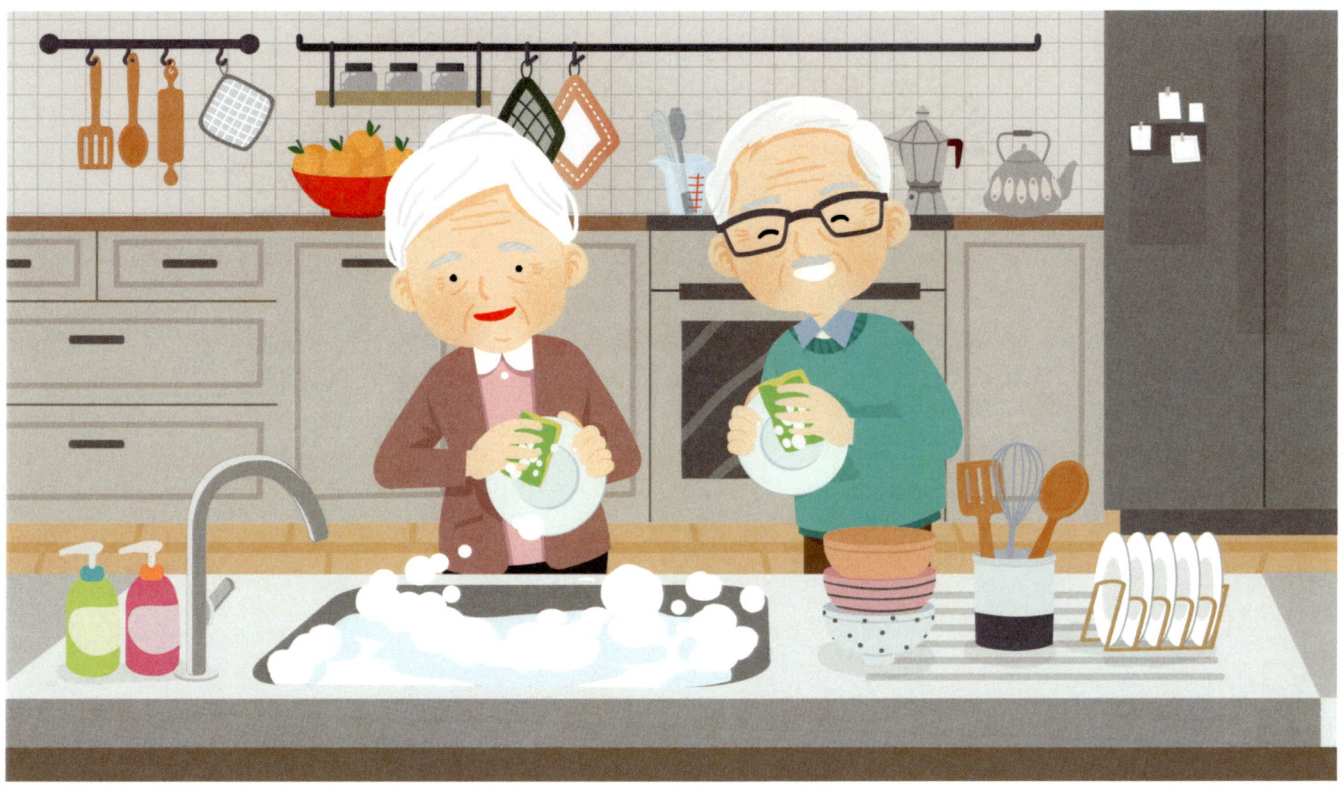

정답

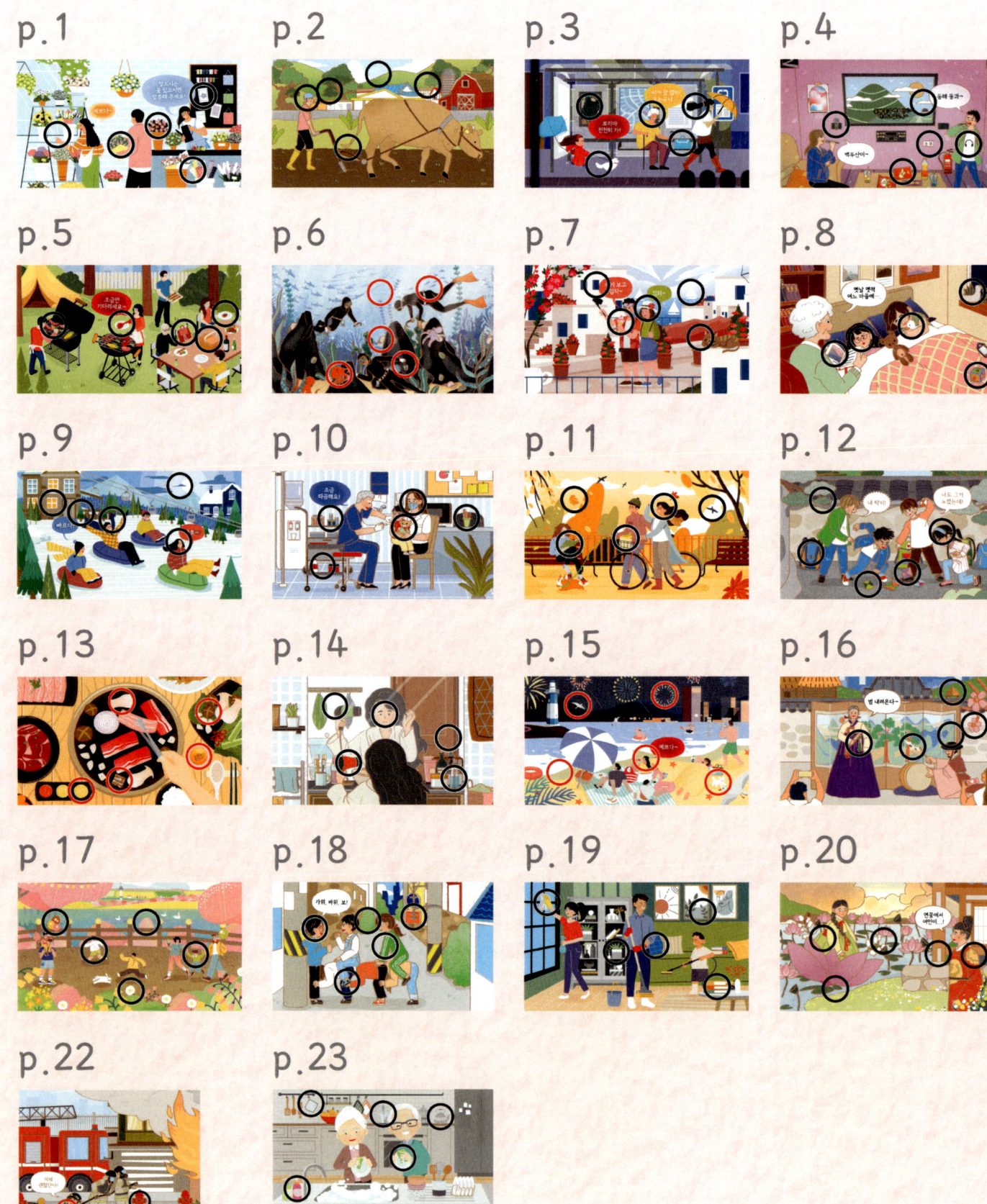